Waltraud Herdtweck

Durch Bewegung
zur Ruhe kommen

Modelle und Ideen aus der Rhythmik

DON BOSCO

Die Deutsche Bibliothek – CIP-Einheitsaufnahme

Herdtweck, Waltraud:
Durch Bewegung zur Ruhe kommen : Modelle und Ideen
aus der Rhythmik / Waltraud Herdtweck. –
2. Aufl. – München : Don Bosco, 1998
    ISBN 3-7698-0890-8

Großer Dank für Unterstützung und Fotografieren geht an Eberhardt Herdtweck,
Alexander Herdtweck und Friedericke Herdtweck.
Die Zeichnungen der Märchenszenen sind von Anna Magdalena Weiß.
Die Kinderfotos entstanden in Tagesstätten der Stadt München, An der Tuchbleiche
und in der Pestalozzistraße.
Für Ideen zu einigen Kapiteln danke ich Renate Frey (Kokosnüsse), Jana Lausen
(Pappkartons) und Manuela Rupprecht (Austeilspiel Steine).

2. Auflage 1998 / ISBN 3-7698-0890-8
© by Don Bosco Verlag, München
Umschlag: Felix Weinold unter Verwendung eines Fotos von Eberhardt Herdtweck
Gesamtherstellung: Don Bosco Grafischer Betrieb, Ensdorf

Gedruckt auf umweltfreundlichem Papier.

Inhalt

Einführung

Erzieherinnen erfahren in ihrer Ausbildungszeit meist zu wenig über die Rhythmische Erziehung, so daß die Hemmungen gegenüber diesem pädagogischen Arbeitsprinzip weit verbreitet sind. Allerdings beobachtete ich in den letzten Jahren zunehmendes Interesse an Weiterbildung in dieser Fachrichtung, da durch Literatur und Aufsätze in Fachzeitschriften vermittelt wird, daß Rhythmik eine Methode der ganzheitlichen Erziehung ist, die in unseren Tagesstätten immer notwendiger wird.

In diesem Buch wird der Einfachheit halber der Begriff Erzieherin verwendet, da immer noch vorwiegend Frauen diesen Beruf ausüben.

Den Anstoß für dieses Buch gaben viele Anfragen an mich zum Thema „Rhythmik im Kindergarten", konkret wollen Erzieherinnen wissen:

– Wie kann ich Kindern helfen, zur Ruhe zu kommen?
– Wie kann ich Kindern helfen, daß sie lernen, sich zu konzentrieren?
– Wie kann ich Kindern helfen, daß sie lernen, rücksichtsvoller miteinander umzugehen?
– Wie kann ich Kindern helfen, besser mit der Sprache umzugehen?
– Wie kann ich Kindern helfen, kreativ und ausdauernd zu spielen?

Zugrunde liegen den einzelnen Kapiteln meine praktischen Erfahrungen mit Kindergruppen, angefangen von der Mutter-Kind-Rhythmik bis hin zum Vorschulbereich des Kindergartens sowie Erfahrungen mit Jugendlichen und Erwachsenen, auch „Nicht-Pädagogen". Durch meine Tätigkeit in der Aus- und Weiterbildung von Erzieherinnen liegt mein Arbeitsschwerpunkt derzeit auf der Rhythmik mit Erwachsenen. Sie erleben die Rhythmik, verbalisieren ihre Erfahrungen und reflektieren Ziele, Methoden und die Umsetzung in ihren Praxisbereich. Erzieherinnen gebrauchen in ihrer Arbeit oft schon wesentliche Elemente der Rhythmischen Erziehung, setzen diese jedoch häufig noch unbewußt und sehr unsicher ein. Daher ist es mein Ziel, Pädagoginnen mit den Prinzipien der Rhythmik vertraut zu machen und ihnen den Umgang mit unterschiedlichen Materialien und ihren Einsatzmöglichkeiten zu vermitteln. Das Buch enthält *keine festgelegten Stundenabläufe*. Die aufgezeigten, einzelnen Spielvorschläge können miteinander vertauscht werden. Die Erzieherin gestaltet den didaktisch-methodischen Aufbau ihrer Spielstunde *nach den Bedürfnissen ihrer Zielgruppe*. Anregungen aus der Gruppe sollten aufgenommen und methodisch eingebaut werden. Gezielte Impulse und Wiederholungen führen zur Differenzierung. Einzel- und Partneraufgaben wechseln sich mit Gruppenaufgaben, Bewegungs- mit Ruhephasen ab.

Die oben formulierten Fragen von Erzieherinnen weisen darauf hin, daß es immer schwieriger wird, bewegungsbedürftige, oft sogar hyperaktive, konzentrationsschwache, aber vor allem auch gehemmte und schüchterne Kinder in unseren zunehmend größer werdenden Gruppen der Ta-

gesstätten sinnvoll zu fördern. Kinder wünschen sich einen alles umfassenden Aktions- und Bewegungsraum, aber auch Zeit und Raum für Ruhe, Konzentration, Faszination und Entspannung.

Erzieherinnen wünschen sich ein pädagogisches Feld, in dem sie die Kinder ganzheitlich ansprechen, fördern und bestätigen können, damit sie zu lebenstüchtigen Menschen heranreifen. Das vorliegende Buch möchte diesen Wünschen entgegenkommen und Anregungen für ihre Verwirklichung bieten.

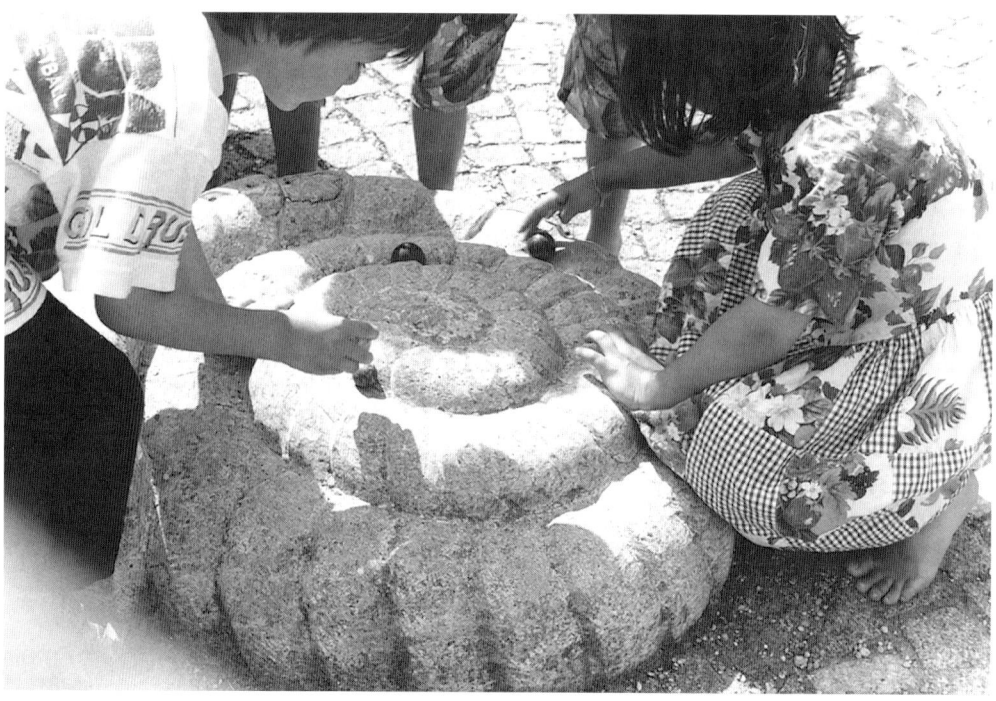

Was ist Rhythmik?

Definition und Ziele

Rhythmisch-musikalische Erziehung ist ein pädagogisches Arbeitsprinzip, das auf die Persönlichkeitsentfaltung des Menschen und die Förderung seiner sozialen, motorischen, emotionalen und kognitiven Fähigkeiten zielt.
Sie orientiert sich am Grundbedürfnis des Menschen nach Bewegung. Die erzieherischen Mittel sind Musik und Sprache, spielerisch angeboten in Verbindung mit den unterschiedlichsten Materialien.

Die Erfahrungsbereiche und Ziele rhythmisch-musikalischer Erziehung liegen
– in der Wahrnehmung von Raum und Zeit und in den Sinneswahrnehmungen, aber auch im zwischenmenschlichen Bereich,
– in der Körpererfahrung,
– in der Entwicklung und Förderung der Kreativität,
– in der Förderung des Sozialverhaltens.

Die wichtigste Aufgabe der Rhythmischen Erziehung sieht die Pädagogin Mimi Scheiblauer darin, „das Kind zum Selbstwertgefühl und zur inneren Freiheit zu führen". Gleichzeitig betont sie die Notwendigkeit, das Kind von vornherein vorbehaltlos zu akzeptieren. „In einer das Selbstwertgefühl stärkenden Atmosphäre von Akzeptanz sollen dem Kind Anregungen gegeben werden, seine Fähigkeiten zu entfalten."[1]

Die Situation des Kindes heute

Die Situation des Kindes in der heutigen Umwelt zeigt, wie wichtig diese Ziele für die Persönlichkeitsentwicklung des Kindes sind.
Wahrnehmung:
Das Kind erlebt in seiner Umwelt eine Fülle von Reizen, die es nur oberflächlich wahrnehmen und bei ungenügenden Spiel- und Bewegungsmöglichkeiten kaum verarbeiten kann. Neugier und Interesse an den Dingen seines Umfeldes werden nur mangelhaft geweckt, Wahrnehmung, Konzentration und Ausdauer verkümmern.
Körpererfahrung:
Unterdrückte Bewegungsbedürfnisse und mangelnde Erfahrung mit der Steuerung der motorischen Fähigkeiten führen zu emotionalen Spannungen und Aggressionen, die

---

[1] Mimi Scheiblauer zit. in Renate Klöppel/Sabine Vliex, Helfen durch Rhythmik, Freiburg 1992, S. 52

die Entwicklung und Entfaltung von Kreativität und Denken beeinträchtigen.

Sozialverhalten:

Zeitdruck und Erfolgszwang fordern ihre Opfer in den emotionalen Beziehungen zwischen den Menschen. Für Werte wie Vertrauen und Verantwortung, Freundschaft, Rücksichtnahme und Hilfsbereitschaft gibt es wenig Erfahrungsfelder, um sie zu erleben und zu üben. Beziehungslosigkeit zu Menschen und Dingen ist die Folge.

Das Kind und sein Bewegungsbedürfnis

Kinder brauchen die Bewegung als zentralen Ansatzpunkt für ihre Erlebniswelt. Mit der Erweiterung des Lebensraumes erweitert das Kind auch sein Erfahrungsfeld.

Das gilt bereits für das erste Lebensjahr: „Die größere Beweglichkeit gestattet ein aktives Neugierdeverhalten, eine spontane Zuwendung zu neuen Reizen, aber auch eine aktive Kontaktaufnahme". [2]

Im weiteren Verlauf des Kindesalters übt sich das Kind

– in der Grob- und Feinmotorik;
– im Umgang mit seinem Körpergefühl und Körperbewußtsein: je differenzierter

seine Bewegung, um so größer das Bedürfnis nach vielfältiger Ausdrucksfähigkeit seines menschlichen Verhaltens.

– in der Reaktions- und Koordinationsfähigkeit und in der Geschicklichkeit;
– im Zusammenspiel von Wahrnehmung und Bewegung (Sensomotorik): „Bewegungen sind nicht einfach Bewegungen, sondern Urformen des Denkens." [3]

Mangelnde Bewegungsmöglichkeiten durch zu enge Wohn- und Spielbereiche, auch durch zu viel Autofahren, hindern das Kind nicht nur an der Einübung der genannten Fertigkeiten, sondern erzeugen eine muskulöse Spannung, die auch eine psychische Anspannung und damit Aggression zur Folge hat. Die Rhythmik kann mit ihren Spielen und Übungen helfen, diese Schwächen auszugleichen. Um dem Kind zur Ruhe zu verhelfen, müssen Spannung, Aggression und Ängste erst einmal durch Bewegung abgebaut werden.

Bewegung im Raum zur Musik

Musik und Bewegung erlebt das Kind ganzheitlich. Bewegung im Raum zur Musik wirkt auf mehreren Ebenen:

– Als *Befriedigung des Bewegungsbedürfnisses* gibt sie dem Kind die Hilfe, Span-

---

[2] Lotte Schenk-Danzinger, Entwicklungspsychologie, Wien 1991[21], S. 43

[3] Heinz Bach zit. in Sabine Hoffmann Muischneek, Rhythmik – ein pädagogisches Arbeitsprinzip, in kindergarten heute 3/94, S. 31

nungen motorisch abzuleiten und ange-
staute Aggressionen abzubauen.

– Als *Orientierungshilfe* gibt sie dem Kind
durch Tempo und Rhythmus den zeitlichen Rahmen, die „innere Ordung."

– Als *Sozialisationshilfe* gibt sie dem Kind
das Handlungsfeld für Interaktionen.

– Als *Konzentrationshilfe* gibt sie dem
Kind neue Aufnahmebereitschaft durch
die Befreiung von Spannungen und Ängsten.

– Als *Entspannungshilfe* führt sie das Kind
und hilft ihm, langsam zur Ruhe zu kommen und Anspannungen loszulassen.

– Als *Kreativitätsmotivation* verhilft sie
dem Kind in einer entspannten Atmosphäre zur freien Entfaltung.

Didaktische und methodische Hinweise zur Bewegungsführung

Feste Strukturen im Unterrichtsablauf und
in den Bewegungssequenzen helfen dem
Kind, Sicherheit, innere Ordnung und Ruhe
für sich selbst und in der Gruppe zu finden.
Zum regelmäßig gleich ablaufenden Unter-
richt gehören:

a) *der feste Platz für jedes Kind* zu Beginn
der Spielstunde auf der Bank, auf Sitzkis-
sen, im Kreis am Boden oder auf Stühlen.

b) *die Bewegungsphase am Anfang*: Sie
kommt dem Kind in seinem Bewegungsbe-

dürfnis entgegen, hilft ihm, sich in Raum
und Spielsituation zurechtzufinden und
macht es aufnahmebereit für Übungen und
Spiele.
Die Bewegungsphasen müssen für das
Kind eindeutig zeitlich begrenzt sein. Ein
Tempowechsel während einer Bewegungsphase ist für Kinder kaum exakt nachvoll-
ziehbar. Pausen verstärken den Reiz auf ein
neues Bewegungs- und Musikangebot.
Möglicher Impuls der Erzieherin:
„Deine Füße laufen so, wie die Musik
spielt!"
„Höre, welche Bewegung uns die Musik
jetzt ansagt!"

c) *die von der Erzieherin selbst produzierte
Musik*: Selbst gespielte Musik auf einem
Instrument eigener Wahl muß von der Erzieherin so gestaltet sein, daß sie dem Bewegungsbedürfnis und dem Kindertempo
entspricht.
Entscheidend für den Abbau von Spannungen sind die Reize, welche die Musik bietet.
Sie lebt durch Gegensätze wie schnell –
langsam, laut – leise, kräftig – zart, hoch –
tief usw. und durch die den Bedürfnissen
des Kindes entsprechend langen oder kurzen Phasen mit ihren dazwischenliegenden
Pausen.

Je vielfältiger das Angebot an die Wahrnehmung über die Musik ist, um so differenzierter kann das Kind seine Ausdrucksmög-
lichkeiten üben. Je häufiger diese Bewe-

gungsphasen dem Kind in solch reizvoller Weise angeboten werden, um so sicherer und automatisierter wird es sich in dieser kreativen Aufgabe üben können.

Die Musik wird gestaltet durch das Tempo, den Rhythmus, die Dynamik und die Artikulation. Die Auswahl des Instrumentes ist für den Charakter der Musik entscheidend. Hier einige Beispiele:
– Für eine kräftige, dynamisch stark geprägte Musik empfehlen sich Pauke, Handtrommel oder Xylophon,
– für kurze, schnelle Tempi eignen sich Hölzchen, Holzblocktrommel, Xylophon, Kokosnußschalen,
– für leise, zarte Musik das Saiten- oder Glockenspiel, Cymbeln oder Triangel.

Die Erzieherin muß im Umgang mit ihren Instrumenten sicher sein und sich vorher darin üben. Durch die Beobachtung der Kinder, wie sie laufen, gehen, hüpfen usw., kann sie ihr Spiel kontrollieren und überprüfen, ob Tempo und Charakter der Musik stimmen.

d) Zur festen Struktur einer Spielstunde gehört die *anschließende Reflexion* der Erzieherin über das Verhalten einzelner Kinder und der Gruppe, über ihre eigenen Reaktionen, über den didaktisch-methodischen Aufbau, die gesteckten und erreichten Ziele. Hilfreich ist es, sich mit einer Kollegin darüber auszutauschen. [4]

Zusammenfassung

„Durch Bewegung zur Ruhe kommen" ist für das Kind eine Hilfe zum ganzheitlichen Erleben und Entdecken seiner Persönlichkeit und für die Eingliederung in zwischenmenschliche Beziehungen, aber auch eine Hilfe, mit seinen Schwächen, Ängsten und Aggressionen besser umzugehen.

Musik, Bewegung und Sprache sind die „Heilmittel", die, von der Erzieherin sinnvoll eingesetzt, das Kind in seine „innere Mitte" führen können. Dies geschieht in einer freien Atmosphäre, in der die Persönlichkeit des Kindes akzeptiert wird und sich damit in vielfältiger Weise weiter entfalten kann.

Voraussetzung für eine heilbringende Wirkung der Rhythmik ist die genaue Beobachtung und Reflexion über das Verhalten des einzelnen Kindes durch die Erzieherin.

---

[4] Zum methodischen Aufbau einer Rhythmik-Stunde siehe auch Waltraud Herdtweck, Rhythmik, München 1994, S.16 ff

Murmeln

Für die Rhythmik eignen sich Glasmurmeln in allen Größen. Sie sollten in genügender Auswahl vorhanden sein. Es gibt natürlich, wie bei anderen Materialien auch, viele Spielideen, um Murmeln auszuteilen. Die Erzieherin kann ihrer Zielsetzung oder der Situation entsprechend eine der folgenden Lösungen wählen:

- Alle Murmeln liegen dekorativ in einer flachen Schale, jedes Kind sucht sich eine Glasmurmel aus (das kann lange dauern!) und betrachtet sie. Anschließend beschreiben die Kinder ihre Murmeln. Erst danach erhalten sie eine Handtrommel oder Schüssel, um mit Trommel und Murmel zu experimentieren. **Austeilspiele**

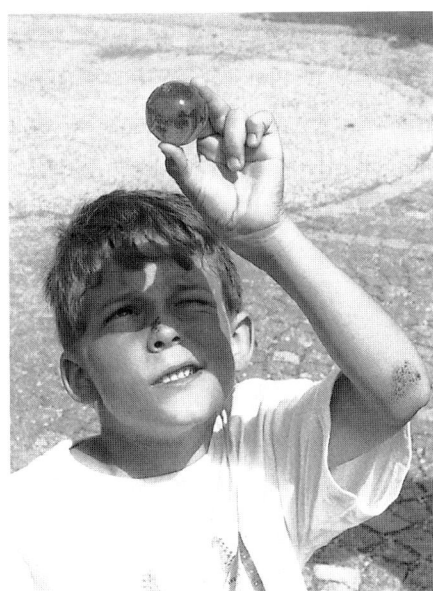

Die Murmel
eingehend betrachten

- Die Erzieherin rollt jedem Kind eine Murmel zu, um das Austeilen zu beschleunigen.

● Hör-Rätsel: Die Kinder schließen die Augen und hören zu, wie die Erzieherin nach und nach mehrere Murmeln in einer Handtrommel oder einer Schüssel sausen läßt. Dabei entstehen zwei Geräuscharten: einmal das Hineinfallen der Murmel mit blobb, blobb, blobb und das Geräusch des Sausens. Die Erzieherin motiviert die Kinder, das Gehörte darzustellen: „Zeige mit deinen Händen, was du hörst!"

● Die Kinder halten ihre Handtrommel oder Schüssel in den Händen. Die Erzieherin läßt eine Murmel hineinfallen. Hier ist das überraschende Geräusch die Motivation zum Spielen und Experimentieren. Vorteil dieser Lösung: Das Kind kann sofort mit dem Spiel beginnen!

Entdeckungen beschreiben

Bei allen Austeilspielen, in denen die Kinder Zeit haben, ihre Murmel zu betrachten, sollte die Erzieherin, die Wahrnehmung der Kinder fördern, indem diese ihre Eindrücke beschreiben. Die Kinder entdecken die glatte, kugelförmige Oberfläche der Murmel, die keinen Anfang und kein Ende hat. Sie erkunden die Durchsichtigkeit, die Struktur und Farbigkeit im Glas und vieles mehr und fassen ihre Eindrücke in Worte.

Über das Erleben, Erkennen und Benennen vertieft das Kind die visuelle und taktile Erfahrung und wandelt sie in Wissen um.

Freies Experimentieren

Murmeln eignen sich besonders gut zum freien Spiel oder zu einem Gruppenspiel auf dem Gartenweg oder dem Rasen.[5] Damit das freie Experimentieren mit den Murmeln nicht im Chaos endet, ist es sinnvoll, dem Kind zusammen mit der Murmel eine Handtrommel oder eine Schüssel, notfalls auch einen tiefen Teller, zum Spielen in die Hand zu geben.

Das Kind kann die Murmel

Murmeln springen lassen

● in die Handtrommel hineinspringen lassen und beobachten, wie oft sie wieder hochspringt, wie die Höhe immer geringer wird, bis die Murmel nach und nach ganz zur Ruhe kommt.

---

[5] vgl. Renee Holler, Murmeln, München 1986

Dies erfordert Konzentrationsfähigkeit, Intensität, Ausdauer und Ruhe vom Kind. Alle diese Fähigkeiten werden auf spielerische Weise gefördert, da von der sich bewegenden Murmel eine große Faszination ausgeht.

- am Rand entlang sausen lassen. Dabei lernt das Kind, seine Kraft so zu steuern, daß die Murmel nicht über den Rand hinausfliegt, und es erlebt die Fliehkraft als Körpergefühl.
  Ist das Kind bereits geschickt im Umgang mit *einer* Murmel, so kann es noch weitere Murmeln erhalten. Das Spiel bekommt dadurch noch einmal neuen Aufforderungscharakter.
  Der Reiz dieses Spiels ist für das Kind so groß, daß es sich Ausdauer, Geschicklichkeit und Konzentrationsfähigkeit über das normale Maß hinaus abverlangt, eine außerordentliche Eigenmotivation des Kindes!

  Murmeln sausen lassen

- quer durch die Handtrommel von einem Rand zum anderen klickern lassen. Das hört sich einfacher an, als es ist. Leichter ist es, wenn das Kind jedesmal, wenn die Murmel den Rand der Trommel berührt, eine kurze Pause macht und die Murmel ganz kurz ruht. Ansonsten beginnt die Murmel gerne wieder zu sausen.

  Murmeln klickern lassen

- bei manchen Handtrommeln auch auf dem Holzrand in einer Kerbe vorsichtig rollen lassen.

  Murmeln rollen lassen

- nicht in die Trommel, sondern auf das Fell der Trommel fallen lassen. Hält das Kind die Trommel dabei am Holzrand fest, so entsteht ein voller, tiefer Klang. Wenn das Kind die Hand unter das Fell legt, wird der Klang stumpf und gedämpft. So kann das Kind mit seiner Hand den Klang der Murmeln auf dem Fell verändern.

  den Klang der Murmeln variieren

- mit der Murmel auf den Holzrand klopfen oder auch auf dem Fell streichen.

  klopfen und streichen

Die Beschäftigung mit den Murmeln in einem Gefäß dient der Entfaltung der kindlichen Kreativität, dem Erfahrungsreichtum und seiner Persönlichkeitsentwicklung. Sie verwirklicht die Zielsetzung der Rhythmischen Erziehung, wie sie unter anderem bei Gertrud Bünner und Peter Röthing formuliert wurde:

15

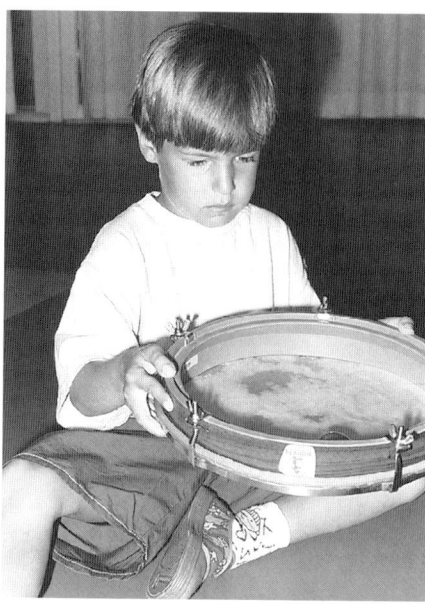

Konzentriertes und phantasie-
volles Experimentieren
mit der Murmel

„Es gilt, die Phantasie und Erlebniskraft zu entwickeln, in einer Frühzeit, die dafür einzigartig prädestiniert ist. Alles, was das Kind in dieser Frühzeit erlebt, was in ihm geweckt und gepflegt wird, ist maßgeblich für das ganze Leben. Eine Auffassung überdies, die von der Tiefenpsychologie entdeckt, in der gesamten modernen Pädagogik Aufnahme gefunden hat."[6]

Bewegung zur Auflockerung und Entspannung

Da das Spiel mit den überaus beweglichen und unberechenbaren Murmeln eine starke Dynamik und Spannung im Kind erzeugt, ist es wichtig, daß die Erziehe-rin sensibel beobachtet und rechtzeitig, bevor die Kinder zu sehr angespannt sind, Bewegungsphasen für den ganzen Körper einschiebt. Diese helfen dem Kind sich in Atmung, Muskulatur und Konzentration zu lockern und sich zu ent-spannen.

---

[6] Barbara Haselbach zit. in Gertrud Bünner/Peter Röthig, Grundlagen und Methoden der Rhythmi-schen Erziehung, Stuttgart 1971, S. 142

Die Kinder legen ihre Handtrommel mit der Fellseite auf den Boden, und die Murmel hinein. Die Erzieherin spielt eine Musik, die die Kinder zu intensiven Bewegungen animiert, z.B. große Schritte mit angezogenen Knien, Hüpfen mit Seitgalopp, Armbewegungen und Drehung.

Großbewegung und Teilbewegung im Wechsel

Nach einem Wechsel der Musik schleichen die Kinder um die Trommeln herum, um anschließend wieder in der Großbewegung die Befreiung zu finden. Mehrmaliges Wiederholen dieser Bewegungsphasen und ihrer Gegensätze lockern die Experimentierphase auf. Die Kinder können sich danach wieder besser konzentrieren und haben wieder neue Lust zum Ausprobieren!

Die Kinder tragen ihre Handtrommel zur Musik im Raum herum, die Murmel in der anderen Hand.

Murmeln und Schüsseln

Mittelgroße Schüsseln aus verschiedenen Materialien wie Porzellan, Plastik, Glas oder Holz, führen im Spiel mit den Murmeln zu sehr unterschiedlichen Geräusch- und Klangergebnissen. Sie animieren das Kind zum Experimentieren und Vergleichen und schließlich auch zum intensiven Hören. Vertieft werden die Erlebnisse durch das Verbalisieren der Erfahrungen. Durch die Verwendung von haushaltsüblichen Materialien kann das Kind das Spiel zuhause wiederholen, weiterführen und intensivieren.

Murmeln in verschiedenen Schüsseln sausen lassen
Die intensive Beobachtung dieses Bewegungsablaufs provoziert das Kind zur Nachahmung. Atmung und Körpergefühl werden beeinflußt und das Kind beginnt automatisch, die Bewegung mit dem Körper nachzuvollziehen. Dies geschieht „aus der Mitte heraus", der Impuls kommt also nicht vom Kopf, sondern aus dem Bauch; das Kind erlebt dieses Bewegungsspiel der Murmeln ganzheitlich.

Die Erzieherin kann die Bewegung der Murmel mit ihrer Stimme begleiten. Das Kind wird dies wahrscheinlich nachahmen. Wenn Beobachtung und Hören von der eigenen Stimme (mit Atmung) gezielt begleitet werden, ist das ganzheitliche Erlebnis noch intensiver.

Die Bewegung mit der Stimme begleiten

Verschiedene Hörerlebnisse

Das Klangbild von einer oder mehreren sausenden Murmeln in der Schüssel hängt von Material, Dynamik, Tempo und Größe der Murmeln ab. Werden die Klangergebnisse nach einer freien Ausprobierzeit einzeln im Kreis vorgestellt, so nimmt das Kind die unterschiedlichsten Geräusche und Klänge wahr: Holz tönt anders als Metall, Porzellan kräftiger als Plastik oder Ton. Die Kinder werden zum Vergleichen angeregt. Die Erzieherin sollte den Kindern immer spontan Gelegenheit zum Verbalisieren ihrer Erlebnisse und Erfahrungen geben.

Rundspiele erfordern Regeln

Aus diesem Vergleichen heraus können Rundspiele entstehen. Die Kinder sitzen im Kreis. Zunächst ist wichtig, einige Grundregeln festzulegen:
– Wenn das Kind nicht spielt, hält es seine Murmel(n) in der Hand fest.
– Wenn eine Phase des Spiels zu Ende gehen soll, legt die Erzieherin demonstrativ ihre Schüssel zu Boden und hält die Murmel(n) fest.
Rundspiele sind sowohl mit Schüsseln als auch mit Handtrommeln möglich.

Crescendo und Decrescendo

Ein Kind nach dem anderen läßt seine Murmeln einige Zeit sausen. Dann beginnt ein Kind zu spielen, die anderen Kinder setzen nacheinander ein.
Wenn die Kinder sicher in diesem Spiel sind, kann die Regel erweitert werden, indem man ebenso nacheinanderfolgend wieder aufhört zu spielen, bis auch das letzte Kind zum Ende gekommen ist. Das lauter und leiser werdende Geräusch der Murmeln hat einen besonderen Reiz. Mit älteren Kindern, Jugendlichen und Erwachsenen, etwa beim Elternabend, läßt sich das Spiel auch „blind", mit geschlossenen Augen durchführen. Es kommt nun darauf an zu hören, wann der Nachbar eingesetzt hat, wann man also selbst spielen und wann man wieder aufhören muß. Erste Fehlschläge sollten nicht gleich entmutigen!

Solo-Tutti-Spiel

Die Gruppe sitzt wieder im Kreis, die Kinder halten ihre Schüssel in der einen und die Murmel(n) in der anderen Hand. Solo heißt einzeln, Tutti heißt zusammen spielen. Diese Begriffe und der Ablauf sind zunächst zu erklären. Im Tutti-Teil lassen alle Teilnehmer ihre Murmel(n) in der Schüssel sausen. Der Beginn und das Ende wird durch eine deutliche Geste der Erzieherin, später

auch eines Kindes angezeigt. Am deutlichsten ist das Hinlegen oder Aufnehmen der Schüssel. Den Solo-Teil bestimmt jedes Kind selbst in seiner Spielart:
– die Murmel mehrmals in die Schüssel hineinfallen lassen,
– die Murmel zu Ende hüpfen lassen,
– mit der Murmel am Schüsselrand oder -boden klopfen,
– alleine sausen lassen, langsam oder schneller.

Der Ablauf des gesamten Spiels wechselt zwischen Tutti und Solo ab. In der Wiederholung lernt das Kind die Abfolge, wann es einsetzen kann. Es wird sich auch entscheiden lernen, was es spielt und wie lange. Das Tutti-Spiel gibt dem Kind die Sicherheit der Gruppe und ein Gefühl der Gemeinsamkeit. Im Solo-Spiel erlebt das Kind vielleicht seine Nervosität, aber auch die Freude des Sich-Darstellens. *Gemeinsam und alleine spielen*

Durch viele Wiederholungen, die durch Bewegungsphasen unterbrochen werden sollten, erlangen die Kinder Sicherheit in diesen Rundspielen.

Steinkugeln, aus Marmor fein geschliffen, erhöhen den Reiz bei der Wiederholung der Rundspiele. Mit ihnen erhält das Kind weitere, neue Eindrücke und Erfahrungen. Die Kugeln haben einen Durchmesser von eineinhalb bis drei Zentimeter und sind in Dekorationsboutiquen erhältlich. **Weitere Materialien**
Steinkugeln und Murmeln lassen sich auch gut mit zusätzlichen Materialien, wie z.B. Reifen oder Seile, kombinieren. (siehe dazu Kapitel *Reifen* und *Seile*).

Durch Spiele mit Murmeln, Steinkugeln, Handtrommeln oder verschiedenen Schüsseln kann die Erzieherin Eltern einen Einblick in die ganzheitliche Persönlichkeitserziehung im Vorschulalter zu geben, der auch noch Spaß macht. Danach haben Eltern eine wesentlich differenziertere Vorstellung von dem, was ihre Kinder erfahren, lernen und leisten. Daß nicht alles davon selbstverständlich und einfach ist, erleben sie in der Gruppe und an sich selbst. Auch die Eltern sollten den Wechsel zwischen Spannung und Entspannung, zwischen Ruhe und Bewegung erleben. Bei diesem Gruppenerlebnis wird ihre visuelle und akustische Beobachtungsfähigkeit und ihre Konzentration angesprochen. **Elternarbeit**

Reifen

Material und
Ziele
Rhythmikreifen gibt es aus Holz und Plastik und in verschiedenen Größen. Die Erzieherin verwendet sie in der Rhythmik für unterschiedlichste Erfahrungen und erreicht damit vielfältige Erziehungsziele. Reifen eignen sich u.a.
– zum Erkunden des Materials in seinen Eigenschaften und seiner runden Form,
– als Orientierungshilfe für Bewegungsphasen im Raum und als Begrenzung für das Spiel mit Materialien,
– zu Konzentrations- und Hörübungen mit dem sich drehenden Reifen,
– als Führungshilfe bei Partnerübungen,
– als Spielmaterial zu kreativen Zwecken,
– zur Unterstützung von Bewegungserfahrungen wie schwingen, rollen schieben, drehen etc.

Austeilspiele
Die Wahl der Spielidee richtet sich nach dem Ziel der Rhythmikstunde und ihrem weiteren Verlauf, aber vor allem auch nach dem Entwicklungsstand der Gruppe. Hier einige Beispiele:

Reifen behutsam vom Stapel nehmen
Ein Stapel Reifen liegt in der Mitte des Raumes, ein Kind nach dem anderen nimmt so leise wie möglich einen Reifen herunter, sucht sich einen Platz im Raum, legt dort den Reifen wieder so leise als möglich ab und setzt sich hinein. Zum Schluß schlingt es noch seine Arme um die Knie, damit nicht unversehens mit dem Reifen gespielt und geklappert wird. Als Differenzierungsmöglichkeit bietet sich an, den Reifen tragen, rollen oder schieben zu lassen. Es sollte immer nur ein Kind unterwegs sein.

Reifen zurollen
Die Erzieherin rollt einem Kind nach dem anderen einen Reifen zu. Das Kind erlebt dabei, daß sich die Erzieherin ihm persönlich zuwendet. Sie kann als Pädagogin geschickt den Abstand verringern, damit jedes Kind den Reifen sicher auffangen kann.

20

Die Reifen liegen zu Beginn der Stunde schon verteilt im Raum, so daß die Kinder von Anfang an eine Orientierungshilfe haben. Durch die Gliederung des Raumes ergibt sich für das Kind ein strukturiertes Raumgefühl und ein vielseitigeres Bewegungsverhalten. Welchen Reifen es wählt, bleibt der Entscheidung des Kindes überlassen.

Im Reifen Platz nehmen

Die Erzieherin spielt eine Musik auf dem Xylophon, der Flöte, der Handtrommel oder einem anderen Instrument. Sie gibt mehrere Bewegungsphasen in unterschiedlichen Tempi und verschiedene Bewegungsarten wie Hüpfen, Gehen, Stampfen, Trippeln, Schleichen vor. Möglicher Impuls: „Laß deine Füße so schnell (so langsam) laufen, wie die Musik spielt!"
Zwischen den Bewegungsphasen suchen die Kinder ihren Reifen auf. (siehe auch *Der Reifen als Ruhepunkt*, S. 23)

Bewegung um die Reifen

Verschiedene Arten, sich um die Reifen zu bewegen

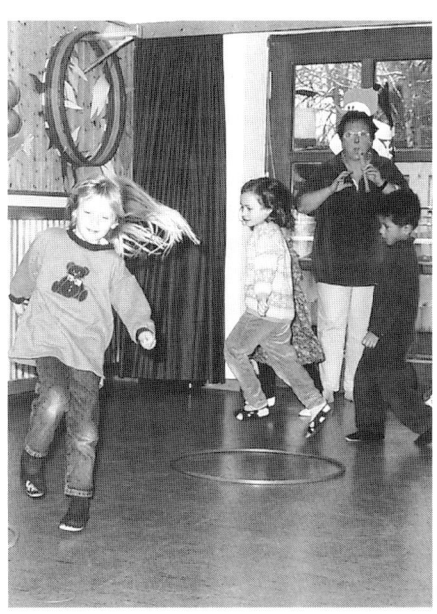
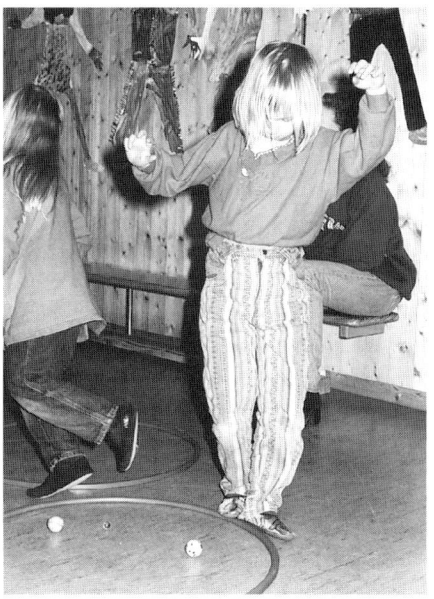

21

Um dem Bewegungsbedürfnis Raum zu geben und Aggression und Konzentrationsabfall auszugleichen, ist die Wahl extremer Gegensätze in der Bewegung wesentlich.

Am Reifen entlanggehen

Die Kinder gehen außen oder innen am Reifen entlang, mit kleinen, dichtfolgenden Schritten. Die Erzieherin bespricht mit den Kindern ihre Beobachtungen („Was ist einfacher, was schwieriger? Was habt ihr noch beobachtet?") und läßt sie ihre Erlebnisse mit eigenen Worten verbalisieren.

Der Reifen als Nest

Im Frühling greifen die Kinder bereitwillig das Thema „Vögel im Nest" auf. Der Reifen ist ihr Nest, in das sie sich zurückziehen können, ebenso wie sie auch gerne wieder ausfliegen. Die Kinder benötigen viel Raum um die Reifen, da sie nach ihrer Vorstellung die Arme als Flügel ausbreiten. Dies fördert die freie Entfaltung der Bewegung, die freie Atmung, fordert aber auch Übersicht und Reaktionsvermögen sowie soziales Verhalten der Kinder.

Ausfliegen und heimkommen – Bewegung und Ruhe

Es müssen nicht immer alle „Vögel" ausfliegen, ein Teil kann auch im Reifen-Nest ruhen, zuhören, die Luftbewegung der vorbeikommenden Kinder spüren und abwarten, bis sie selbst an der Reihe sind.

Während Abwarten vielen Kindern im Alltag schwerfällt, ist das Warten in der Rhythmik aufgrund der vereinbarten Spielregeln für sie leichter.

Mit Hilfe der Gegensätze von Bewegung und Ruhe, von Spannung und Entspannung werden Unruhe, Aggression, Ungeduld und Egoismus abgebaut. In den kurzen, gegensätzlichen Phasen lernt das Kind auf spielerische Weise, sich zu orientieren und sich ohne Druck einzuordnen. Sein Sozialverhalten wird damit gefördert.

Das Wechselspiel von Musik und Bewegung ist für Körper und Seele des Kindes heilsam.

Als Musik eignen sich Melodien mit nicht zu schnellem Lauftempo. Ebenso motiviert das rhythmisch eindeutige Spiel auf Klanghölzern, Rasseln und anderen Instrumenten. Das Tempo muß immer für Kinder angemessen sein! An dem folgenden Notenbeispiel können sich Erzieherinnen orientieren.

22

Melodie und Tempo zum Laufen

Melodie: Waltraud Herdtweck

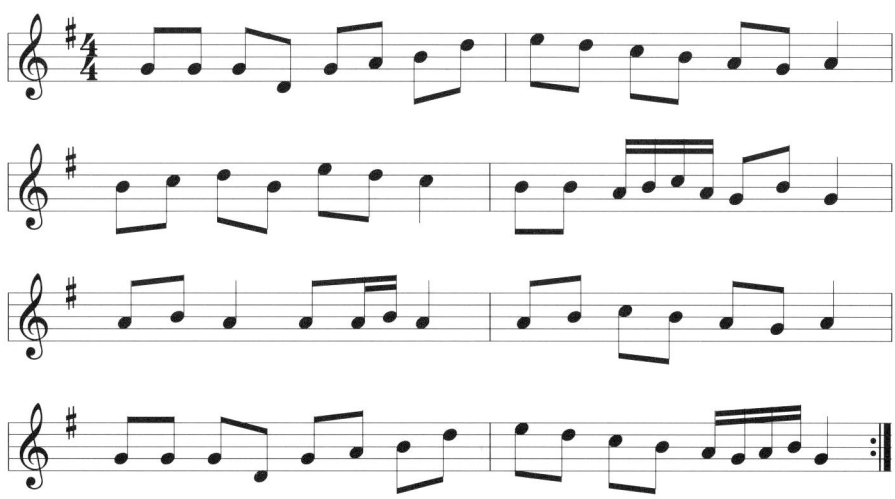

Das Kind sucht selbst verschiedene Möglichkeiten, sich auf dem Reifen zu bewegen:

Bewegung auf dem Reifen

- Auf dem Reifen vorwärts mit dem ganzen Fuß abrollen, aber auch nur mit den Zehenspitzen oder mit der Ferse auftreten. Das Kind entdeckt sehr schnell, was ihm noch angenehm ist und was schmerzt.
- Will das Kind rückwärts auf dem Reifen balancieren, so können sich die Kinder gegenseitig Hilfestellungen geben, daraus ergibt sich eine Partneraufgabe.
- Das Kind stellt sich in den Reifen und geht nur mit dem Vorderfuß auf dem Reifen entlang. Dasselbe kann auch von außen geschehen oder mit der Ferse.
- Das Kind rutscht mit dem Po auf dem Reifen und nimmt ihn in seinen Eigenschaften als hart und kantig wahr.

Ruhe bedeutet nicht unbedingt Ausruhen oder gar Schlafen. In einer Ruhephase kann das Kind sehr konzentriert arbeiten und seine Erfahrungen sammeln, es ist sozusagen mit der Sache eins. Ruhe braucht das Kind zum Experimentieren, das

Der Reifen als Ruhepunkt

heißt zum unkonventionellen, noch nicht auf ein Ergebnis abzielenden, spielerischen Umgang mit dem Material. Dem Kind ist hier Raum gegeben, Entdeckungen aller Art zu machen:

● Das Kind kommt aus einer heftigen Bewegungsphase erschöpft in seinem Reifen an und setzt, hockt, legt, kniet oder stellt sich je nach Aufgabenstellung der Erzieherin in seinen Reifen. Dabei erlebt es seinen Körper in der heftigen Atmung und erholt sich. Es findet selbst eine Lösung der gestellten Aufgabe: „Wie kann ich noch sitzen, liegen, knien, stehen?"

Entspannung bei ruhiger Musik

● Alle Kinder liegen eingekuschelt, mit geschlossenen Augen in ihrem Reifen. Die Erzieherin spielt auf dem Saitenspiel eine zart und ruhig klingende Musik. Das Kind hört zu, bis die Musik zu Ende ist.

● Die Erzieherin kann hier eine Hörübung einbauen: „Wir sammeln alle Geräusche." Dabei muß sie sensibel erspüren, wie lange das Kind die Ruhephase gebrauchen kann, und das Spiel beenden, bevor Ungeduld durch fehlende Ausdauer oder erschöpfte Konzentrationsfähigkeit aufkommt.

An diese Spielmöglichkeiten kann sich die Wahrnehmungsphase anschließen.

Wahrnehmungsphase

● Der Reifen wird in seinen Materialeigenschaften mit den Sinnen erforscht. Die Kinder sitzen im Reifen und berichten während des Tuns, was sie herausfinden. Die Erzieherin gibt Impulse zum Entdecken:
„Kannst du mit den Händen ganz um dich herum auf dem Reifen entlangfahren? Mit der ganzen Innenhand, dem Handballen, der Handkante, den Fingerspitzen, den Nägeln, dem Handrücken? Hat der Reifen einen Anfang und ein Ende?"

Materialeigenschaften selbst entdecken

Alle Entdeckungen machen die Kinder selbst! Die Aufgabe der Erzieherin ist, Impulse und Hilfestellung zu geben, daß die Kinder selbst entdecken.
„Wie ist der Reifen, was kannst du fühlen? Er ist glatt, hat aber ein paar rauhe Stellen, er hat durch den Gebrauch vielleicht schon Kerben oder Splitter. Er ist außen abgerundet und hat eine Innenkante. Plastikreifen haben manchmal Rillen, Holzreifen nicht. Er fühlt sich kühl oder rauh an, hart und fest.

Alle Entdeckungen können in der Wiederholung mit geschlossenen Augen intensiviert werden!

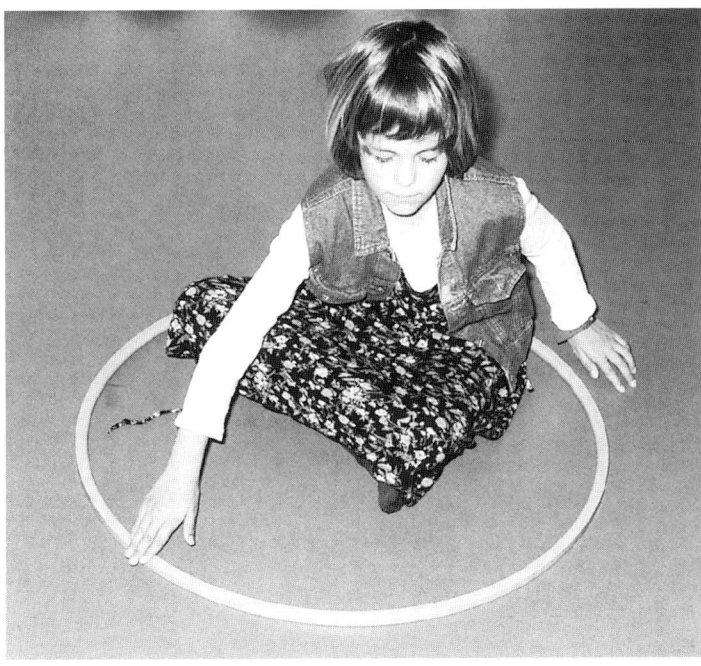

Sich mit Material und Form des Reifens vertraut machen

Spezifische Erlebnisse ergeben sich für das Kind aus der runden Form.
Um „rund" als Erfahrung zu speichern, muß das Kind „rund" erleben. Dazu eignet sich folgende Übung. Die Erzieherin gibt den Impuls:

Erfahrungen mit der runden Form

- „Lege dich in deinen Reifen und rolle dich so klein wie möglich zusammen."
  Streicht die Erzieherin den Kindern anschließend noch über ihren runden Rücken, spüren die Kinder die Rundung und natürlich die Zuwendung. Alternativ dazu legen sich die Kinder auf die Rundung des Reifens.

- Zwei Kinder können den Reifen im Partnerspiel aufstellen, eines davon rollt sich rund hinein oder legt sich oben über die Rundung des Reifens.

● Legt sich ein Kind außen um den liegenden Reifen herum, wird es erleben, daß es die Beine, die Unterschenkel nicht abrunden kann.

Diese Wahrnehmungsphase muß sich mit Bewegungsphasen abwechseln. Dauer und Intensität der kozentrativen Phasen bestimmen die Kinder durch ihr Verhalten. Durch regelmäßige Wiederholungen dieser spielerischen Übungen können sie allmählich verlängert werden. Ausdauer, Sensibilität, Konzentration, Entdeckungsfreude, Sprache und Sozialverhalten werden gefördert.

Die Erfahrungen und Entdeckungen der Wahrnehmungsphase motivieren das Kind, mit dem Material Reifen zu experimentieren.

Experimentier-
phase Um die Kinder frei mit dem Reifen experimentieren zu lassen, muß der Raum groß genug sein. Da sich diese Phase meist sehr lebhaft gestaltet, ist es notwendig, die Experimentierphase zu strukturieren, damit kein Chaos entsteht.

Methodische Gliederung einer Experimentierphase

Die Kinder beginnen frei und jeder für sich, mit dem Material zu spielen. Die Erzieherin beobachtet das Geschehen und läßt den Kinder Zeit, ihre Entdeckungen zu machen. Um die Phase zu gliedern, greift sie Ideen der Kinder auf und stellt daraus eine Gruppenaufgabe. Anschließend wird weiter frei experimentiert oder aber gezielt und differenziert in einer Richtung weitergearbeitet.

Ideen Die Erzieherin kann Spielideen eines Kindes aus verschiedenen Gründen auf-
der Kinder greifen:
aufgreifen – Es kommt Unruhe auf, eine gemeinsam durchgeführte Aufgabe wird notwendig, danach sind die Kinder wieder stärker motiviert.
– Das Beispiel eines Kindes paßt gut in das methodische Konzept, um in einer bestimmten Richtung weiterzuexperimentieren.
– Aus pädagogischen Gründen wird die Lösung eines Kindes gemeinsam beachtet, beschrieben, durchgeführt und dadurch aufgewertet. So können auch zurückhaltende Kinder bestätigt werden.

26

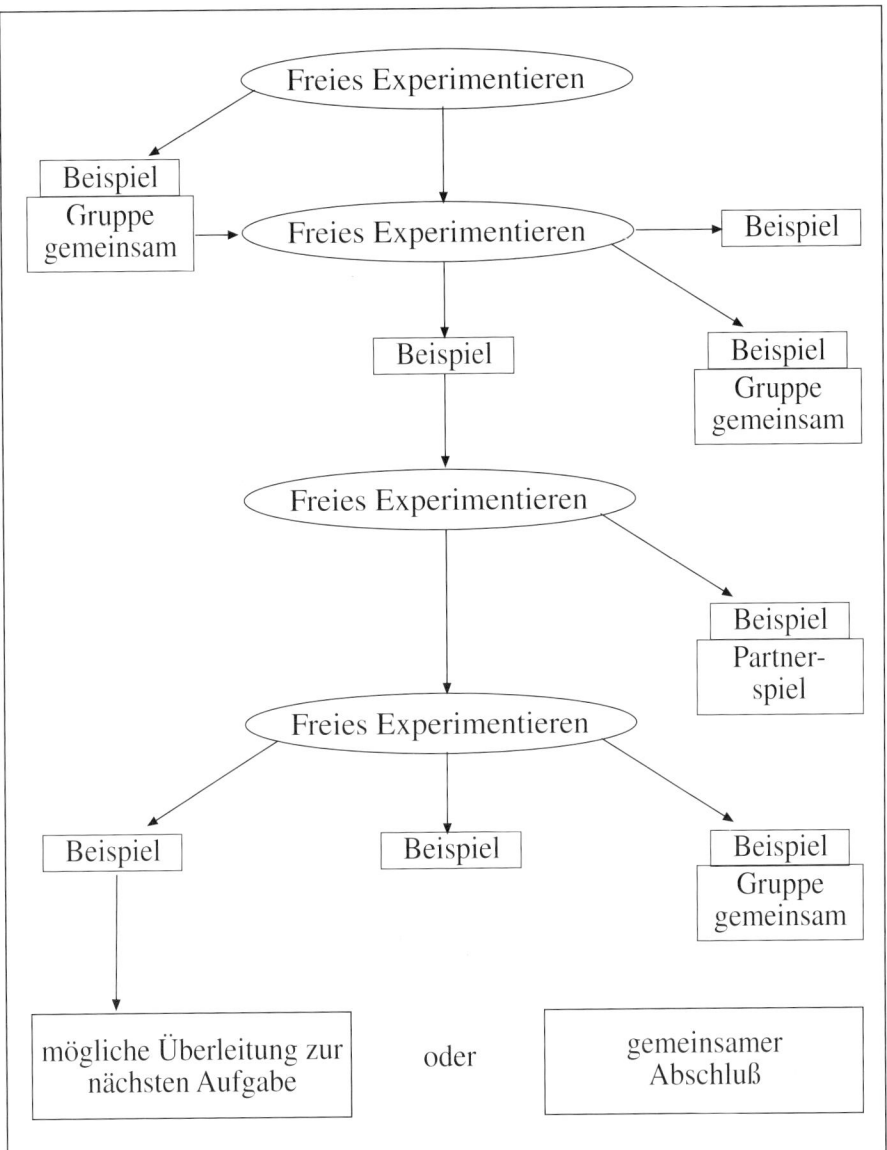

Aufbau einer Experimentierphase

Freies Experimentieren

Beispiel
Gruppe gemeinsam

Freies Experimentieren

Beispiel

Beispiel

Beispiel
Gruppe gemeinsam

Freies Experimentieren

Beispiel
Partnerspiel

Freies Experimentieren

Beispiel

Beispiel

Beispiel
Gruppe gemeinsam

mögliche Überleitung zur nächsten Aufgabe

oder

gemeinsamer Abschluß

Das Kind kann alle Lösungen selbst finden. Das Kind kann den Reifen
– auf verschiedene Weise rollen, mit einer oder mit zwei Händen,
– rollen und dabei die Hände als Führung benützen,
– vor sich herschieben, mit den Händen oder mit den Füßen am Boden,
– um den Bauch, die Hand, den Arm, die Knie kreisen lassen,
– zum Durchsteigen benützen, nach vorne oder von der Seite,
– auf der Hand, dem Handgelenk oder dem Arm schwingen lassen,
– auf verschiedene Weise drehen,
– zum Hineinspringen benützen,
– zum Balancieren benützen,
– zum Ruhen benützen.

Lösungsbeispiele aus der Experimentierphase sollen von der Erzieherin nicht gewertet, sondern sachlich beschrieben werden. In der differenzierten Beschreibung erfährt das Kind Wertschätzung und Bestätigung.

Alle Kinder stehen mit ihren Reifen verteilt im Raum und beginnen gleichzeitig, die Reifen zu drehen. Das kann mit Startzeichen, aber auch ohne geschehen.

Die Kinder beobachten, wie sich ihr Reifen langsam dem Boden nähert und schließlich fällt.
Wenig ausdauernde Kinder können die starke Spannung nur schwer aushalten. Für sie kann es hilfreich sein, mit ihren Händen die Bewegung des Reifens in der Luft nachzubeschreiben, so daß sie die Spannung körperlich aktiv verarbeiten können. Intensiviert wird die Bewegung der Hände durch das Mitsummen mit der Stimme, der Körper ist dabei noch stärker beteiligt. In der Wiederholung können die Kinder auch selbst der Reifen sein, mit dem Reifen mittrudeln, bis beide am Boden ruhen.

Die Kinder beobachten den trudelnden Reifen und springen hinein, kurz bevor er still liegt. Die Entscheidung, wann sie springen sollen, fällt vielen Kindern schwer.

- Die Reifen werden gleichzeitig gedreht, die Kinder hören auf das Geräusch der Reifen, das dabei entsteht. Auf Parkettboden klingt es anders als auf PVC oder Linoleum.

Das Geräusch des Reifens verfolgen

- Die Reifen werden nacheinander angedreht, in einer vorher in der Gruppe bestimmten Reihenfolge oder ohne Absprache, wobei immer nur ein Kind dreht. Der letzte Reifen, der zu Boden trudelt, regt noch einmal zum intensiven Hinhören an.

Bei älteren Vorschulkindern, Grundschülern, Jugendlichen und Erwachsenen können die beiden letzten Aufgaben auch mit geschlossenen Augen durchgeführt werden. Die Teilnehmer drehen ihren Reifen an und schließen die Augen, bis auch der letzte Reifen liegt. Die spezifischen Reifengeräusche (Holz, Plastik) das An- und Abschwellen des Geräuschpegels, das individuelle Klappern eines Reifens, all diese akustischen Signale und ihre Lokalisierung im Raum werden mit geschlossenen Augen wesentlich intensiver wahrgenommen. Für Kinder und Erwachsene kann dies ein beeindruckendes Erlebnis sein.

Die Augen schließen – die Ohren öffnen

Die Erzieherin beobachtet die Gruppe und schiebt Bewegungsphasen zwischen die stark konzentrationsfordernden Aufgaben, wenn es erforderlich ist. Die Reifen können dabei am Boden liegen bleiben. Bewegungsphasen unterbrechen den Ablauf nicht, sie ergänzen ihn!

Der Reifen als Begrenzungsraum für kleine Bälle, Steinkugeln oder Papierbälle fordert die Kinder noch einmal zum Experimentieren heraus. Die Erzieherin legt den Kindern, wenn sie mit ihrem Reifen am Boden ruhen, einfach eines dieser Materialien in den Reifen hinein.

Reifen und andere Materialien

- Die Steinkugeln kann man am Rand entlangsausen lassen oder von Rand zu Rand klickern lassen. Die Führung der Kugel kann die Hand, ein Finger, die Nase übernehmen, oder der Reifen schiebt selbst die Kugel an.

Steinkugeln

- Bei kleinen Gummibällen muß das Kind schon wesentlich dosierter mit seinem Krafteinsatz umgehen, damit der Ball nicht über den Reifen hinausspringt.

Gummibälle

Papierbälle – Papierbälle kann das Kind blasen und muß dabei gezielt die Luft steuern. Es kann aber auch den Papierball zur Hälfte zusammenfalten und auf den Gummiball setzen. Das sieht aus wie eine wandernde Schilkröte, wenn der Ball rollt.

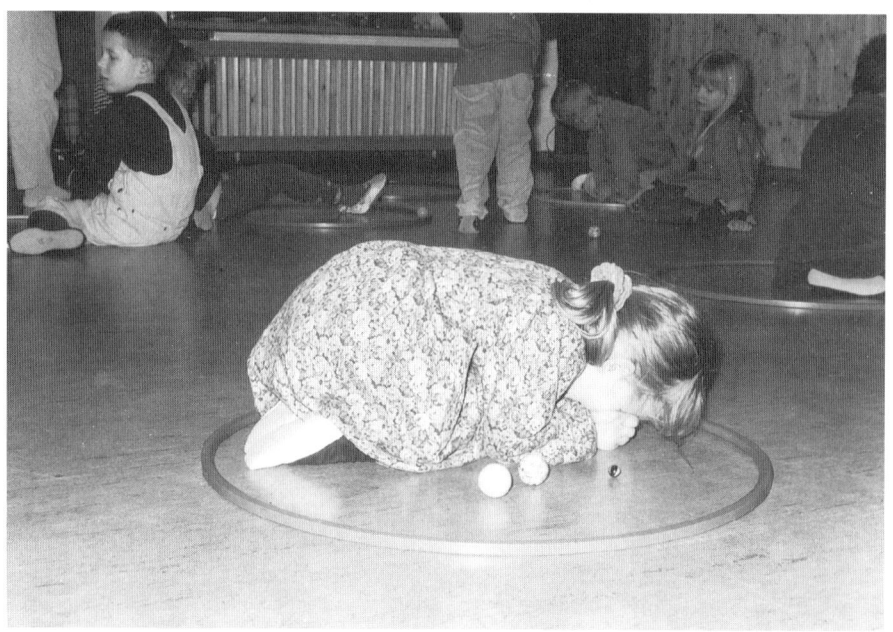

Der Reiz eines freien Materialangebots in der Rhythmik fördert das kreative Spiel. In spielerischer Weise werden der geschickte Umgang mit dem eigenen Körper und mit verschiedenen Materialien geübt und Ausdauer, Neugier und Konzentration gefördert.
Das Kind erlebt diese Erfahrungen allein, im Partner- und im Gruppenspiel. Sie sind Grundlage für sein emotionales Erleben und sein gesamtes soziales Verhalten.

Kokosnüsse

Das Material ist für Kinder ungewöhnlich und reizvoll und ermöglicht vielfältige Erfahrungen. Gerade für hyperaktive Kinder bieten Kokosnüsse durch ihr Gewicht, ihre rauhe Oberfläche und ihre Spielmöglichkeiten einen Ausgleich zu leichten Materialien, wie z.B. Luftballon oder Papierball. Verwendet werden noch geschlossene, nicht allzu große Kokosnüsse.

Alle Kokosnüsse befinden sich in einem großen Korb, zugedeckt mit einem Tuch. Die Kinder versuchen gemeinsam, den schweren Korb in die Kreismitte zu schleppen. Dabei erleben sie körperlich eindeutig, wie schwer das Material ist. Die Erzieherin fragt, wer es sich zutraut, ohne zu schauen unter das Tuch zu fassen und zu beschreiben, was er fühlt. Die Kinder sollen nicht sagen, *was* es ist, sondern *wie* das Material ist! Dabei steigt die Spannung, es werden erste Eigenschaften beschrieben, und nach und nach getrauen sich auch zurückhaltendere Kinder zu fühlen. Will ein Kind gar nicht unter das Tuch fassen, so kann man ihm vorschlagen, über dem Tuch zu fühlen, ob das Material rund, eckig, hart oder weich ist. Schließlich holt die Erzieherin eine Kokosnuß heraus. Sie wird zunächst in der Runde weitergegeben, um noch einmal zu erleben, wie schwer jede einzelne Frucht ist. Dabei kann man besprechen, wie wichtig es ist, vorsichtig mit dem Material umzugehen. Die Kokosnuß bleibt beim letzten Kind im Kreis, das die Nuß vor sich hinlegt. Die nächste Nuß wird weitergegeben, bis alle Kinder eine Nuß haben.

Austeilspiel

Fühlen, was sich im Korb verbirgt

Die Erzieherin spielt eine Musik auf der Pauke, der Handrommel oder dem Xylophon, die an schwere Schritte erinnert, jedoch nicht zu langsam ist. Die Kinder schleppen dazu ihre Nuß durch den Raum und beschreiben anschließend die verschiedenen Möglichkeiten, die schwere Frucht zu tragen:
– auf den beiden Unterarmen,
– unter einem Arm,
– auf beiden Handflächen,
– auf der Schulter.

Die Kokosnuß tragen

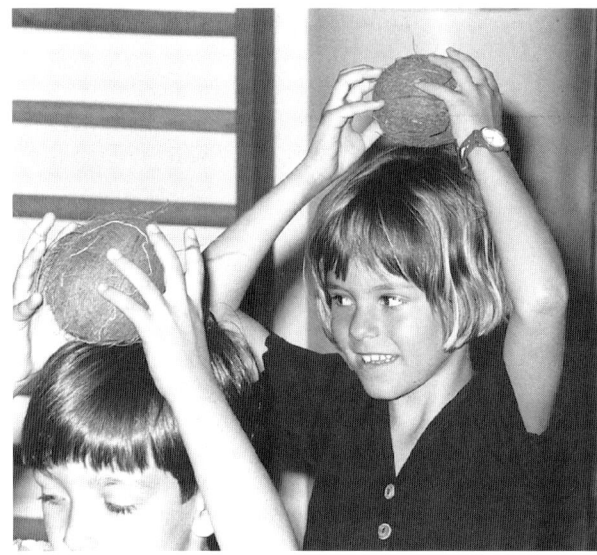

Die schwere Frucht vorsichtig
auf dem Kopf tragen

Nach dieser Bewegungsphase sind die Kinder bereit, in die Wahrnehmungsphase zu gehen. Sollte noch ein stärkeres Bewegungsbedürfnis vorhanden sein, so können die Kinder ihre Kokosnüsse auf den Boden legen und sich um das Material herum bewegen.

Großbewegung kann zum Spannungsabbau und zur Befriedigung des Bewegungsbedürfnisses zwischen allen Aufgaben eingeschoben werden.

Wahr-
nehmungs-
phase

Beobachtungen
strukturieren

● Jedes Kind hat seine Kokosnuß im Schoß liegen und betrachtet sie. Die Kinder formulieren Ihre Beobachtungen, die Erzieherin versucht, die verschiedenen Wahrnehmungen zu strukturieren:

– Was kann das Kind sehen (Farbe, Form, Struktur)?
– Was kann das Kind fühlen (Fasern auf der Oberfläche, Löcher) und mit verschiedenen Körperteilen spüren?
– Was kann das Kind riechen?
– Was kann das Kind hören (beim Darüberstreichen mit oder gegen die Faser, beim Schütteln, beim Klopfen)?

– Information über die Herkunft (Kokosnüsse wachsen auf Palmen in fernen, sehr warmen Ländern der Südsee).

Zur weiteren Vertiefung und Differenzierung kann das Kind in der taktilen und akustischen Wahrnehmungsphase die Augen schließen, die Wahrnehmung wird dadurch noch wesentlich intensiver.

Auch die Wahrnehmungsphase sollte durch Bewegungsphasen ergänzt werden, damit die Kinder nicht zu lange am Boden sitzen. Nach der Bewegung sind sie wieder aufnahmebereiter.

Bewegungspha-sen einschieben

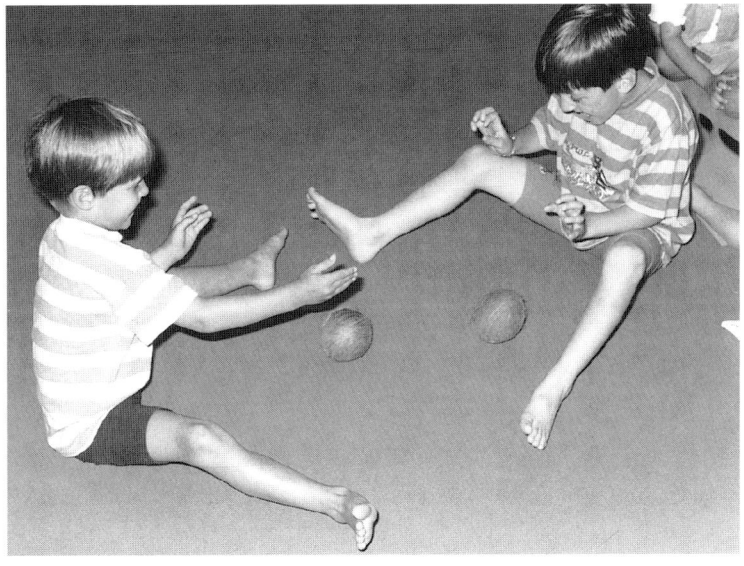

● Die Kokosnuß kann auf verschiedene Weise gerollt werden:
   – mit der Handfläche, mit dem Handrücken, mit der Faust,
   – mit einzelnen Fingern,
   – mit dem Ellbogen,
   – mit der Stirn,
   – vorsichtig mit dem Fuß und mit dem Knie.

Experimentier-phase

Die Kokosnuß rollen

33

Eigenheiten des Materias entdecken	Das Kind beobachtet, daß die Kokosnuß nicht wie ein Ball gleichmäßig gerade-aus, sondern durch ihre ovale Form in Schlangenlinien oder Kreisen rollt oder in der Bewegung eiert. So erlebt das experimentierende Kind, daß die Kokosnuß nicht unbedingt von ihm vorausberechenbar gerollt werden kann. Damit wird ein Zurollen zu Partnern schwierig – oder auch besonders lustig. Wichtig ist, daß das Kind dabei die nötige Vorsicht im Umgang mit dem Material *selbst* erkennt, es steuern lernt und durchhält.
Viel Zeit zum Ausprobieren	Die Erzieherin soll dem Kind einen großen Zeitraum für das freie Ausprobieren und Spielen mit der Kokosnuß einräumen. Um Fertigkeiten einzuüben und zu automatisieren, braucht das Kind sehr viel Geduld und Zeit. Dies kann nur in einer freien, ruhigen Atmosphäre ohne Druck auf das Kind geschehen. Die Besonderheit des Materials reizt und motiviert das Kind immer wieder von neu-em, seine Entdeckungen zu machen!

Die Kokosnuß drehen	Die Kokosnuß kann auf verschiedene Weise gedreht werden: – mit einer Hand und allen Fingern, mit drei Fingern, – mit der anderen Hand (Beidseitigkeit, ist oft schwierig!), – mit zwei Händen, – mit dem Fuß angestoßen, – in verschiedenen Geschwindigkeiten.
Geräusche mit der Kokosnuß	Mit der Kokosnuß Geräusche erzeugen: Das Rollen der Kokosnuß erzeugt vor allem auf einem Holzboden Töne und Geräusche. Wenn Kinder durch Zufall selbst auf dieses Geräusch aufmerksam werden, es *selbst* entdecken, dann ist ihre Bereitschaft hinzuhören intensiver. Das kann beim Zurollen oder in der Experimentierphase geschehen.
Den Zufall zum Einfall machen	„Die Kunst in der Erziehung besteht darin, aus dem Zufall einen Einfall zu machen."[7] Aus einem „Zufallsgeräusch" kann die Erzieherin folgendes Spiel entwickeln: Alle Kinder legen sich auf den Bauch mit einem Ohr an den Holzfußboden. Die flachen Handinnenflächen liegen auch am Fußboden. Jetzt rollt die Erzie-

---

[7] Mimi Scheiblauer zit. in Sabine Hoffmann Muischneek, Wie tönt Grün?, Liestal 1989

34

herin eine Kokosnuß über den Fußboden. Dieser überträgt das Geräusch auch von feinsten Bewegungen. Bei Schwingböden können die Kinder auch das Vibrieren des Bodens spüren, wenn die Kokosnuß in ihrer Nähe vorbeirumpelt. Bei gleicher Übung mit geschlossenen Augen ist die Wahrnehmung und das Erlebnis noch viel intensiver.

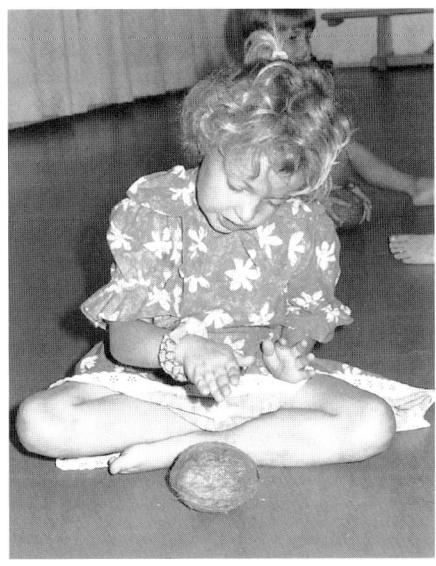

Die Bewegung der Kokosnuß
– ein Erlebnis für
aufmerksame Beobachter

Klopfspiel mit den Kokosnüssen:

Freies Spiel
von Partnern

• Die Kinder bewegen sich zu einer Musik durch den Raum und tragen die schwere Kokosnuß auf den Armen. Die Musik könnte der *Kanon* von Johann Pachelbel sein, eine ruhige, getragene Musik. Am Ende treffen sich zwei Kinder zum freien Experimentieren:
Geräusche mit zwei Kokosnüssen entstehen durch
– aneinanderreiben oder
– aneinanderklopfen.
Dabei sollen die Kinder im gemeinsamen Spiel zu einem Zusammenspiel kommen. Die Kinder können die Kokosnüsse auch aufeinanderzurollen lassen und das Geräusch beim Zusammentreffen der Kokosnüsse hören.

35

● Die Kinder tragen ihre Kokosnuß durch den Raum zu folgendem Lied:

Die Kokosnuß

Text und Melodie: Waltraud Herdtweck

Kokosnuß-Lied

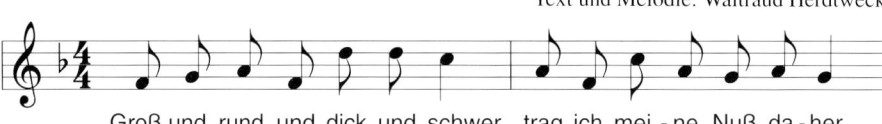

Groß und rund und dick und schwer, trag ich mei - ne Nuß da - her.

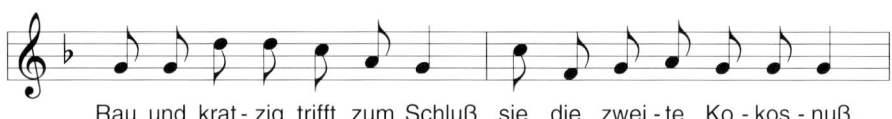

Rau und krat - zig trifft zum Schluß sie die zwei - te Ko - kos - nuß.

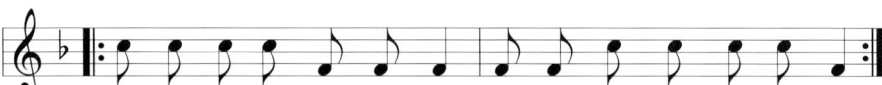

Tick - tick - tick und tack - tack - tack und zum Schluß noch ein - mal klack!

Begleitung mit Xylophon und Klöppelstielen

Teil A: Melodie kann auf dem Xylophon zum Singen mitgespielt werden.
Groß und rund und dick und schwer,
trag ich meine Nuß daher.
Rauh und kratzig trifft zum Schluß
sie die zweite Kokosnuß.

Teil B: mit den Klöppelstielen begleiten
Tick-tick-tick und
tack-tack-tack
und zum Schluß noch einmal klack!

Beim Teil A tragen die Kinder zur Xylophonmusik ihre Nuß im Raum umher, zu Beginn von Teil B treffen sich zwei Kinder zum Spiel. Beide Teile haben das gleiche Metrum. Im Laufe mehrerer Wiederholungen lernen die Kinder die Zeiträume abzuschätzen, so daß sie rechtzeitig zum Spielwechsel bereit sind für den folgenden Spielabschnitt. Für regelmäßig wiederkehrende Abläufe haben Kinder ein gutes Gespür.

Die Kinder tragen noch einmal die Kokosnuß zur Musik durch den Raum und legen sie bei Musikende auf den Fußboden.

Oval und schwer

- Sie legen sich über die Kokosnuß, „vergrößern" diese durch ihren Körper und vertiefen sich dabei in die Vorstellung „oval, rund und schwer". Das Darstellen entsteht aus einem inneren Bild heraus, das ganz individuell ist. Deshalb kann die Erzieherin nie sagen, wie die Aufgabenstellung genau auszuführen ist.

Innere Bilder darstellen

- Die Kinder rollen die Kokosnuß, beobachten diese und rollen dann selbst wie eine Kokosnuß. Sie *verkörpern* die beobachtete Bewegung. Sie denken sie mit. „Bewegungen sind nicht einfach Bewegungen, sondern Urformen des Denkens"[8]

Die Bewegung der Nuß verkörpern

- Ein Kind legt sich auf den Bauch, das zweite Kind rollt seine Kokosnuß über den Körper des Kindes. Das Kind spürt, wie ruhig und schwer die Nuß über seinen Körper bewegt wird und kann sich dabei entspannen. Eine meditative Musik kann die Entspannung verstärken und gibt den zeitlichen Rahmen vor. Musikvorschlag: Vangelis, *Conquest of Paradise*

Das Gewicht der Nuß spüren und entspannen

---

[8] Heinz Bach zit. in Sabine Hoffmann Muischneek, Rhythmik – ein pädagogisches Arbeitsprinzip, in kindergarten heute 3/94, S. 31

Papierball

Der Papierball, auch „Japanischer Papierball" genannt, ist im Fachhandel und inzwischen auch schon in einigen Spielzeuggeschäften erhältlich. Er fasziniert Kinder durch seine Leichtigkeit und ist trotz seines zarten Aussehens relativ stabil.

Austeilspiel

Der Papierball ist zusammengelegt und hat so die Form eines Schiffchens. Die Kinder erhalten dieses Schiffchen in die Hand.

Die Erzieherin spielt eine Musik und die Kinder tragen zu dieser Musik ihr Papier-Schiffchen durch den Raum. Stoppt die Musik, legen sie das Schiffchen auf eine andere Stelle des Körpers, z.B. auf den Arm, die Schulter, auf den Kopf oder zwischen die Finger.

Bei der Wiederholung der Aufgabe kann die Erzieherin den Ort eingrenzen: das Kind sucht sich immer auf der gleichen Hand oder auf dem gleichen Arm eine andere Stelle aus, wo das Schiffchen liegen kann. Auf diese Weise erreicht die Erzieherin mehr Spannung und fördert ihre Kreativität im Finden von Lösungen.

Den Papierball auseinanderfalten

Nun faltet die Erzieherin gemeinsam mit den Kindern das Schiffchen einmal auseinander: es entsteht ein größeres Schiffchen. Die Kinder üben ihre Geschicklichkeit, das größere Schiffchen zu tragen, ohne daß es herunterfällt. Durch erneutes Auseinanderfalten ensteht ein Schüsselchen oder eine Kappe. Die Kinder halten in der einen Hand das Schüsselchen, die andere formen sie zur Faust und „bügeln" damit das Innere des Schüsselchens durch vorsichtige Drehbewegungen. So wird es glatt und bleibt in Form. Ein Knistern des Materials ist dabei deutlich wahrzunehmen! Solche Zufälle sollte man ausnutzen! Möglicher Motivationsanreiz der Erzieherin zum Experimentieren mit dem Schüsselchen: „Wo kannst du das Schüsselchen tragen, halten, umdrehen usw.?"

Wahrnehmungsphase

Drei aufeinanderfolgende Phasen der Bewegung, verbunden mit Geschicklichkeit und Kreativität, das verlangt von den Kindern viel Konzentration und Ausdauer. Zum Ausgleich kann die Erzieherin danach eine schnelle Bewegungsphase einfügen, anschließend setzt sie sich mit den Kindern und ihrem gefalteten

Papierball in die Runde, um das Material zu erkunden:
– das Schiffchen ist aus Papier,
– noch ist es fest,
– man kann unterschiedliche Farben erkennen,
– man kann gegen das Licht Farbmischungen erkennen,
– ein Knistern ist bei Bewegung zu hören,
– je weiter das Schiffchen auseinandergefaltet wird, um so leichter wirkt das Material, es wird transparenter.
Die Kinder beschreiben mit eigenen Worten, was sie sehen.

Das Aufblasen des Papierballs habe ich immer gemeinsam mit den Kinder in einzelnen Teil-schritten geübt, um die Lebensdauer des Balls zu verlängern:
Zunächst vorsichtig das Papier in der Mitte der Schale ein wenig auseinanderziehen. Dann den Ball umdrehen und mit den Kindern den silber-nen Ring betrachten. Wir führen den Mund nicht bis an das Papier, sondern unser Mund formt sich so rund, daß er einen dünnen Luftstrahl in den Papierball blasen kann, ohne ihn zu berühren. Das erfordert einige Übung, aber die Kinder haben diesen Trick schnell begriffen, und der Papierball wird beim Aufblasen nicht naß.

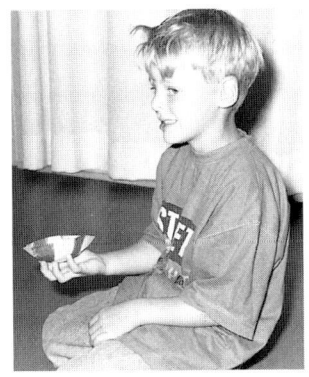

Das Schiffchen auseinanderfalten

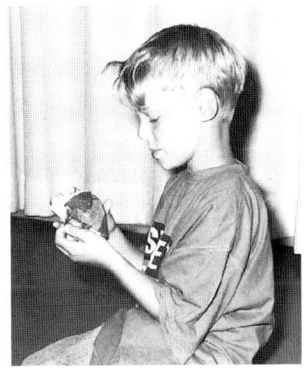

Das Schüsselchen mit der Hand „bügeln"

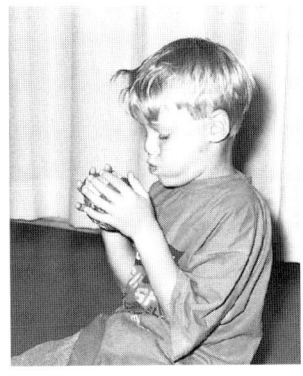

Den Papierball vorsichtig aufblasen

**Zusammen-
legen des
Papierballs**

Das Zusammenlegen des Papierballs geschieht ebenfalls gemeinsam:
Wir legen den Papierball mit der silbernen Öffnung in die Handinnenfläche
und drücken vorsichtig mit der Faust die eine Hälfte des Balles nach innen. Die
Kinder können dabei die ausweichende Luft in der Handinnenfläche spüren.
Darauf muß die Erzieherin die Kinder allerdings vor Beginn des Ausdrückens
aufmerksam machen, da sie anschließend in ihrem Tun sehr beschäftigt sind.
Anschließemd wieder mit der Faust „bügeln".
Halten die Kinder den Papierball gegen das Licht, so können sie gut die Linien
der Faltstellen erkennen. An ihnen entlang wird der Ball wieder zusammenge-
faltet. Auf diese Weise schließt sich der Kreis der Spielstunde.

**Den
Papierball
tragen**

Die Erzieherin spielt eine Musik auf dem Saitenspiel oder auf einem Glockenspiel, die Kinder tragen dazu ihren Papierball auf verschiedene Weise durch
den Raum. Sie erleben dabei die Herausforderung der unterschiedlichen Formen: Schiffchen, Schüsselchen, Ball. Dies erfordert viel Konzentration, die
Aufgabe reizt aber auch überaktive Kinder mit ihrer Anforderung an die
Geschicklichkeit.

Als Kontrastprogramm bietet die Erzieherin eine schnelle oder kräftige Bewegungsphase mit der Handtrommel, den Hölzchen oder dem Xylophon an. Die
Papierbälle können inzwischen in einer Begrenzung (Tennisring oder Reifen)
auf den Boden gelegt werden, damit sich die Kinder frei um sie herum bewegen können.

*Der Papierball
wandert*

Eine interessante Erfahrung kann die Beobachtung sein, daß der Papierball
nach der Bewegung der Kinder im Raum nicht mehr an der gleichen Stelle
liegt, da er sich duch die Luftbewegung, die im Raum entstanden ist, fortbe-
wegt – so leicht ist dieser Ball!

**Experimentier-
phase**

Die Kinder bewegen ihren Ball durch Blasen vorwärts. Wenn sie von oben auf
den Papierball blasen, bewegt er sich kaum, aber von der Seite oder von unten
her angeblasen, bewegt er sich leicht.
Damit die Kinder nicht zu lange blasen, gibt ihnen die Erzieherin ein Stück Karton oder einen Fächer, eventuell selbst gefaltet, in die Hand. Jetzt können sie
experimentieren und durch Bewegung viel oder wenig Luft entstehen lassen.

40

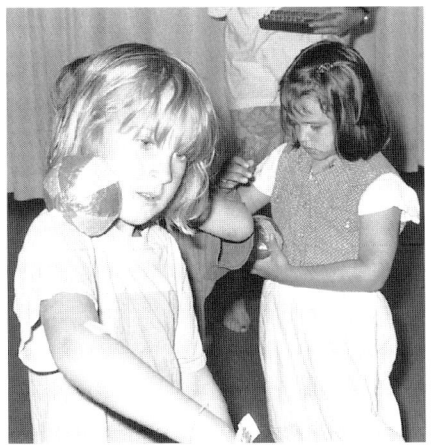
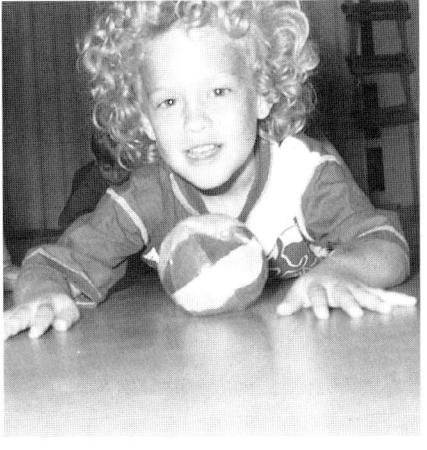

Der Papierball reizt zum Experimentieren

Wettspiele, z.B. den Ball um die Wette an die andere Seite des Raumes zu transportieren, werden in der Rhythmik vermieden, da sie den Leistungscharakter betonen und die Freude am Experimentieren mindern können.

Wettspiele vermeiden

● Als Ausgleich zum freien Experimentieren können die Kinder ihren Papierball zur Musik auf dem Karton oder auf dem Fächer tragen.

● Die Kinder erhalten einen Reifen am Boden und bewegen den Ball in diesem begrenzten Raum durch Blasen oder mit dem Fächer. Ihre Kraft und Intensität dabei richtig steuern zu lernen, ist besonders für überaktive Kinder nicht einfach. Dies im Spiel zu erproben, ist eine heilsame Übung.

Der Papierball im Reifen

● Die Kinder suchen sich einen Partner und spielen zu zweit mit einem Ball. Sie können den Ball
   – einander zublasen,
   – ihn mit dem Fächer / Karton aufeinander zubewegen,
   – sich den Ball mit der flachen Hand zuspielen,
   – zwischen die Handflächen legen, ohne zu drücken, und dabei gehen,
   – zwischen die Stirn legen und gehen.

Partner- und Gruppenspiel

41

- Beide Kinder formen mit jeweils einer Handfläche eine gemeinsame „Schüssel" und tragen den Ball zur Musik durch den Raum.
- Ein Kind liegt am Boden, das andere rollt den Papierball über den Körper des Kindes. Was kann man spüren? Was kann man hören? Zum Vergleich kann die Erzieherin einen Gymnastikball anbieten.

Partnerspiel mit dem Tuch

Die Kinder erhalten ein Baumwoll- oder Chiffontuch, legen ihren Ball darauf und spielen damit. Zusammen mit dem Partner können Sie
- den Ball auf und nieder schweben lassen,
- den Ball hüpfen lassen,
- den Ball auf dem Tuch rollen lassen.

Die Erzieherin greift beschreibend einzelne Beispiele auf und läßt sie, ohne sie zu werten, von den Kindern wiederholen. Auf diese Weise finden auch einfache Lösungen Beachtung, und das Selbstwertgefühl der Kinder wird gestärkt.

Will die Erzieherin die Bewegungen innerhalb der Gruppe in eine Harmonie bringen, bietet sie zum Partnerspiel eine Musik an, die die Kinder zum Schwingen animiert. Musikvorschlag: C.H. Deuter, *Land of Enchantment*

Hier kann ein echtes Wechselspiel von Musik und Bewegung entstehen, welches die Kinder durch die äußere Ordnung von Musik, Takt, Tempo und Dynamik (Stärke, Intensität) zur inneren Ordnung und Ruhe bringt. So können heilsame Kräfte wachsen.

Gruppenaufgabe mit dem großen Tuch

Alle Papierbälle werden auf ein großes Tuch gelegt. Die Kinder sollen das Tuch gemeinsam so hochheben, daß sich die Bälle kaum bewegen. Die Musik gibt die äußere Ordnung und Ruhe für die Gruppenaufgabe. Das schaffen die Kinder selten beim ersten Mal. Wiederholungen helfen zu steuern, zu differenzieren und führen zum gemeinsamen Bewegungserlebnis im Einklang mit der Musik.

Seile

Schnüre, Fäden, Taue und Seile wirken durch die Lebendigkeit ihres Materials motivierend auf die Bewegungsaktivität der Kinder.

Für die Rhythmik verwende ich besonders gerne Litzen-Seile aus dem Fachhandel. Sie sind weich und geschmeidig, besonders biegsam und fließend in ihrer Bewegung. Auch in einer Seilerei kann man kostengünstig Litzen-Seile als Meterware kaufen, muß dann aber die Enden mit Zwirn abbinden. Diese Seile können mit Textil-Kaltfarbe eingefärbt werden.

In meinem Buch *Rhythmik* erschien bereits ein Kapitel über die Arbeit mit dem Seil. Im folgenden will ich die Vorschläge dort erweitern und ergänzen. [9]

Das Material

Alle Seile befinden sich in einem Korb, die Seilenden hängen heraus. Die Kinder ziehen sich das Seil mit den Händen, Füßen, Ellenbogen, Unterarmen, Zähnen usw. heraus. Die Kinder finden eigene Lösungen oder greifen die Ideen der anderen Kinder auf, bis jedes Kind ein Seil hat.

Austeilspiele

Die Erzieherin legt im Raum verteilt alle Seile in geraden Linien oder in Kurven. Die Kinder kommen in den Raum, setzen sich zunächst an ihren gewohnten Platz und betrachten das Raumbild mit den Seilen. Anschließend besprechen wir die Regeln für die Bewegungsphase.

Die Erzieherin spielt eine Musik, und die Kinder bewegen sich frei dazu im Raum. Einzige Regel: die Seile dürfen nicht berührt werden.

Bewegung um die Seile

Die Kinder haben also noch alle Möglichkeiten, sich um die Seile zu bewegen, und dürfen auch darüberspringen.

---

[9] vgl. Waltraud Herdtweck, Rhythmik, München 1994

Die Kinder bewegen sich zur Musik um die Seile, Tempo und Bewegungsart bestimmt die Musik. Neue Regel: die Kinder dürfen nun nicht mehr über die Seile springen und sie ebenso wie vorher nicht berühren.

Die Erzieherin spielt nun eine langsamere Musik, zu der die Kinder in aller Ruhe gehen können. An den Seilen entlang können sie gerade Wege oder Kurven gehen. Vor oder nach den ersten Erfahrungen muß besprochen werden, wie man ausweichen kann: „Wie kann ich reagieren, wenn mir ein anderes Kind entgegenkommt?" Die Wiederholung gibt den Kindern die Gelegenheit, verschiedene Lösungen auszuprobieren.

Verschiedene Möglichkeiten, auszuweichen

Die Kinder finden unterschiedliche Möglichkeiten: Sie machen einen Bogen umeinander, drücken sich eng aneinander vorbei oder gehen wieder rückwärts, bis das Seil zu Ende ist und es genügend Platz zum Ausweichen gibt.

Der Erfahrungs-austausch ist wichtig

Neue Regel für ältere und geübte Kinder: Zum Ausweichen an den Seilen darf man ausschließlich vorwärts oder rückwärts gehen und keine Bögen mehr machen. Für die Erzieherin ist es interessant zu beobachten, welche Kinder nun zurückweichen und welche immer vorwärts drängen. Diese Erlebnisse werden im gemeinsamen Erfahrungsaustausch besprochen.

Die Erzieherin wechselt die Bewegungstempi ab, wenn sich die Kinder in den Spielregeln sicher fühlen. Sie kann dem Bedürfnis der Kinder nach Bewegung und Ausgleich entgegenkommen, indem sie sie Stampfen, Laufen, schnell Tippeln, Hüpfen usw. läßt.

Die Seile weisen den Kindern verschiedene Wege. Die Kinder üben, gerade und Kurven zu gehen, und lernen dabei spielerisch, mit Hindernissen zurechtzukommen. Die Raumerfahrung der Kinder wird durch die „Leit-Wege" erweitert. Der Umgang mit den Regeln fördert das Sozialverhalten.

Experimentier-phase

Als Einstieg zum Figurenlegen eignet sich das Gedicht von Josef Guggenmos *Der Faden*. Die Erzieherin begleitet ihren Vortrag des Gedichtes damit, ein Seil analog zum Inhalt des Gedichtes zu legen. Danach experimentieren die Kinder mit dem Seil und erfinden Formen und Figuren.

Der Faden

Es war einmal ein Faden,
der lag da wie ein Strich.

Der lag da und langweilte sich.
„Was tu ich? Ich ringle mich!"

Er ringelte sich zur Spirale.
Und dann mit einem Male

machte er aus sich draus
eine Schnecke mit ihrem Haus.

Gleich wurde was Neues gemacht:
Heidiwitzka, eine 8!

Bald drauf eine Dickedull,
eine kugelrunde Null.

Dann noch, mit viel Geschick,
ein Fisch, ein Meisterstück!

„Was kann ich jetzt noch sein?"
dachte der Fisch. Da fiel ihm etwas ein. *

„Ich schlängle mich als Schlange –
wenn wer kommt, dann wird ihm bange!"

Daß wer kommt –
drauf wartet er schon lange. [10]

Josef Guggenmos

---

[10] Josef Guggenmos, Was denkt die Maus am Donnerstag?, Recklinghausen 1985[10], S. 86

* Es empfiehlt sich, den Vortrag schon an dieser Stelle zu beenden, zum einen, um die bange machende Schlange zu umgehen, zum anderen, weil die Aussage *da fiel ihm etwas ein* eindeutigen Aufforderungscharakter hat. (Ausführliche Beschreibung dazu in Waltraud Herdtweck, Rhythmik, München 1994.)

Die Seile als Ruhezone

Zwischen den Bewegungsphasen kann die Erzieherin die Seile als Orientierungshilfe für die Kinder und als Ruhezone einsetzen. Endet die Musik nach einer Bewegungseinheit, sucht sich jedes Kind seinen Platz an seinem Seil. Dort kann das Kind:

– sich am Seil entlanglegen, ganz gerade oder in der Biegung des Seils,
– sich vorsichtig auf das Seil legen und es spüren,
– auf dem Seil balancieren,
– am Seil entlang rückwärts gehen,
– mit dem Finger am Seil entlangstreifen und es befühlen.

Wahrnehmungsphase

Materialeigenschaften erforschen

Die Ruhephasen eignen sich besonders gut für Wahrnehmungserfahrungen. Dabei können die spezifischen Eigenschaften des Seils beobachtet, erfühlt und thematisiert werden.
Das Litzen-Seil

– ist weiß oder farbig;
– ist aus Schnüren oder Einzelfäden geflochten, diese kann das Kind spüren, wenn es mit den Fingern am Seil entlangstreift;
– ist rauh und faserig und trotzdem fühlt es sich glatt an,
– hat anders als Gymnastikseile aus dem Sportunterricht am Anfang und Ende keinen Knoten,
– ist beweglich und formbar,
– kann man hören, wenn das Kind mit den Fingernagelrändern am Seil entlangstreicht.

Beobachtungen beschreiben

Alle Erfahrungen und Entdeckungen kann das Kind durch Formulieren vertiefen und als Wissen speichern. Die Aufgabe der Erzieherin ist nicht, Beobachtungen abzufragen, sondern das Kind zum Beschreiben der Erlebnisse zu motivieren.

Seile und weitere Materialien

Sind die Kinder mit dem Seil vertraut, so animiert sie ein zusätzlich bereitgestelltes Material zum erneuten Erforschen und Entdecken. Seile lassen sich beispielsweise gut mit Murmeln und Steinkugeln oder mit Tennisringen kombinieren.

46

Die Kinder legen mit ihren Seilen am Boden eine runde Form. Sie kuscheln sich eng in die Form hinein oder legen sich außen um die Form herum.

- Die Erzieherin legt jedem Kind eine Steinkugel (drei bis fünf Zentimeter Durchmesser) in das Seil. In einer freien Experimentierphase probieren die Kinder verschiedene Spielmöglichkeiten mit der Kugel und dem Seil aus:
  - die Kugel im Seil hin- und herrollen, dabei die Grenzen erkunden;
  - die Kugel innen oder außen am Seil entlangrollen, mit den Fingern, mit dem Ellbogen, mit der Nase und mit allem, was sie noch entdecken;
  - das Seil wie eine Schnecke um die Kugel rollen; nimmt das Kind am Schluß die Kugel vorsichtig heraus, bleibt die Seilschnecke stehen;
  - mit dem Seil die Kugel am Boden ziehen, meist rollt sie dabei davon;
  - Formt das Kind mit dem Seil eine Schlinge und legt sie um die Kugel, rollt diese nicht mehr so leicht weg, und das Ziehen mit dem Seil ist erfolgreicher.
  - Geschickte Kinder können die Steinkugel auch in die Mitte des Seils knüpfen und es hin und her schwingen.

- Im Partnerspiel können die Kinder zwei Seile fest spannen (die Seillänge bei Bedarf verkürzen) und einen Tischtennisball, eine Murmel oder auch eine kleinere Steinkugel wie auf einer Kugelbahn laufen lassen. Für dieses Spiel lassen sich auch Seil und kleine Gummibälle oder Gymnastikball kombinieren (siehe Abbildung S. 48).

Kugelbahn als Partnerspiel

Die Erzieherin sollte dem Kind viel Zeit für das selbständige Experimentieren geben, Impulse kann sie einbringen, um weiter zu motivieren oder zu vertiefen. In der Wiederholung liegt das Einüben, die Erfahrung, die Differenzierung und letztendlich das Begreifen.

Wiederholung führt zum Begreifen

Setzt die Erzieherin das Material in der Elternarbeit ein, zeigt sich, daß Erwachsene Seile und Kugeln oder Bälle ebenso spielerisch und begeistert erforschen und dadurch ihre Kinder besser verstehen lernen.

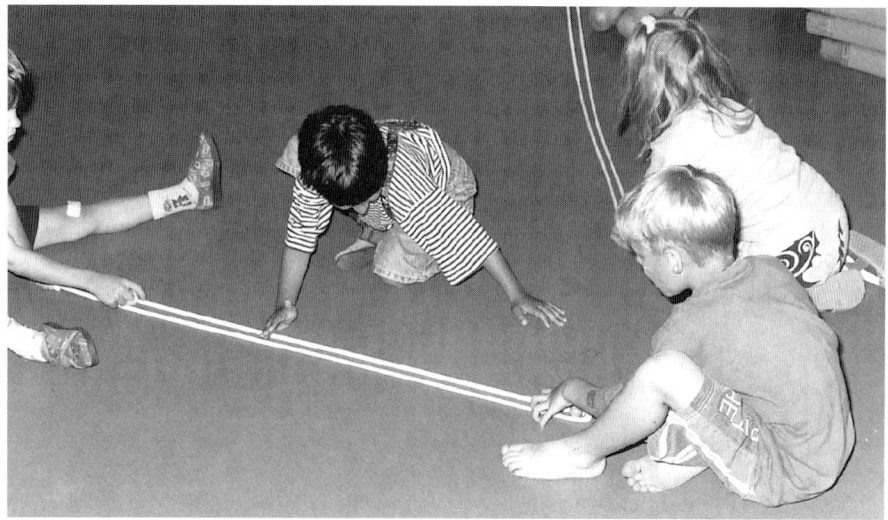

Seil und
Tennisring

● Die Seile werden vorübergehend zur Seite gelegt, die Kinder spielen mit den Tennisringen. Sie rollen sie und werfen sich die Ringe im Partnerspiel zu, sie tragen sie zur Bewegung auf dem Kopf und mit anderen Körperteilen oder setzen sich in Ruhephasen auf den kleinen Gummikreis.

● Danach können Tennisring und Seil kombiniert werden:
   – Das Seil wird um den Tennisring herumgelegt.
   – Das Seil kann auf dem Ring wie eine Schnecke hochgebaut werden.
   – Das Kind bindet den Ring mit einem Knoten an das Seil und hält dieses so verkürzt, daß der Gummiring sanft hin- und herschwingen kann.
   – Den festgebundenen Ring kann das Kind auch im Kreis herumschleudern, sofern genügend Platz um es herum ist.
   – Das Kind zieht das Seil durch den Ring und versucht, ihn ziehend hinter sich herzurollen.
   – Das Seil durch den Ring gezogen, kann man diesen auf- und niederhüpfen lassen.

Die Kinder halten ihr Seil so verkürzt, daß es knapp über dem Boden schwingen kann. Sie verlängern und verkürzen es selbständig und experimentieren mit dem schwingenden Seil.

Sprache führt Bewegung

Die Erzieherin beginnt, die Bewegung mit den Worten „hin und her, hin und her" usw. zu begleiten. Mit dem Impuls „rundherum, das ist nicht schwer!" kann sie die Bewegung erweitern. Sie ermuntert die Kinder zum Mitsprechen bzw. Mitsingen. Dadurch kommt die Gruppe zu einem gemeinsamen Schwingen. Bei freier Aufstellung im Raum können die Kinder leicht aneinanderstoßen. Deshalb ist eine versetzte Aufstellung in zwei gegenüberliegenden Reihen geeigneter. Vorschulkindern fehlt die Raumvorstellung für zwei gegenüberliegende Reihen, die Erzieherin legt daher zwei Seile zur Orientierung auf den Boden, damit die Kinder sich daran aufstellen können. Beginnen muß die Gruppe gemeinsam, die Richtung wird vorher besprochen. Den Impuls kann die Erzieherin selbst durch einen überdeutlichen Einsatz geben, später können dies auch Kinder übernehmen. Die Stimme begleitet das Schwingen wiederum mit Worten. Einen neuen Impuls kann die Erzieherin durch lautmalende Worte geben: „ding, dang, dong, ding, dang, dong" usw. Bei „dong" geschieht die Kreisbewegung. Diese Worte können auch von ähnlich klingenden Instrumenten, wie z.B. Zimbel, Gong oder Becken, begleitet werden.

Die Stimme läßt das Seil schwingen

Für eine ausgewogene Körpererfahrung sollte die Erzieherin beim Schwingen auf Beidseitigkeit achten.

In der Experimentierphase haben die Kinder das Ziehen und das Schlängeln des Seiles entdeckt, welches in folgender Übung vertieft werden kann:

Musik führt Bewegung

- Die Kinder verteilen sich mit ihrem Seil im Raum. Die Erzieherin beginnt, mit der Hand, den Fingern oder dem Jazzbesen auf der großen Handtrommel oder der Pauke entlangzustreichen. Dann stoppt sie und beginnt von vorne. Die Dauer des Streichens und die Länge der Pausen sind so zu gestalten, daß für die Kinder ein nachvollziehbarer, aber auch spannender, musikalischer Ablauf entsteht. Die Kinder bewegen dann ihr Seil, wenn sie „Musik" hören.

- Auch die Art und Weise der Bewegung kann vorgegeben werden, wenn beim Spiel auf dem Instrument deutliche Unterschiede zu hören sind.

49

Bei einem Ziehen auf dem Tamburin oder der Pauke wird das Kind auch sein Seil gerade ziehen. Kreisförmiges, dynamisches Streichen auf dem Instrument fordert die Schlängelbewegung geradezu heraus. Das Seil kann auch auf den Boden geschlagen werden, diese Bewegung erfordert ein entsprechendes Schlaggeräusch auf dem Instrument.

Gestaltungs-
freiheit lassen
Wichtig ist, daß die Erzieherin eigene Lösungen des Kindes zuläßt und nicht ihre Vorstellungen einfordert. Sie kann die Kinder allenfalls auf das korrekte Einhalten der Pausen aufmerksam machen. Diese sachliche Kritik läßt dem Kind Gestaltungsspielraum für seine Bewegung.

Größere Kinder, Jugendliche und Erwachsene können im Spiel auch eine Zeitlang die Augen schließen, um intensiver zu hören und nicht abgelenkt zu werden.

Musik führt
Bewegung im
Partnerspiel
Bei Schulkindern und Jugendlichen ist es möglich, auf ein Partnerspiel hinzuwirken:

  Die beiden Partner erarbeiten sich über das Experimentieren gemeinsam einen kleinen Bewegungsablauf, der von der Musik geführt wird. Vorstellungshilfen können das Zusammenspiel erleichtern. Die beiden Spielpartner denken sich z.B. eine Schlangengeschichte aus oder symbolisieren mit dem Seil das Aufwachen und den Tanz eines Tänzers. Die erdachte Geschichte ist aber das Endziel und sollte erst nach dem gemeinsamen Experimentieren entstehen.

Für diese Aufgabenstellung ist ein großer Raum, etwa eine Turnhalle notwendig, damit die einzelnen Paare nicht zu nahe beieinander arbeiten und ihre jeweils eigene Musik noch gut hören können.

Bewegung
führt Musik
  Die Umkehrung der Spielkomponenten ist eher eine Gruppenaufgabe. Die Gruppe benützt die Instrumente und reagiert auf einen Bewegungsablauf: bewegt sich die Erzieherin, setzen die Instrumente ein. Genauso können auch einzelne Kinder die Führungsrolle übernehmen. Auch hier können sich Partner eine Geschichte oder ein Vorstellungsbild als Grundlage für den Bewegungsablauf ausdenken.

Mit Schulkindern, Jugendlichen und Erwachsenen wurde dieses Projekt zum Thema „Gruppe-Gemeinschaft-Gemeinde" entwickelt. Die Hinführung bestand aus der Arbeit mit dem Seil, wie in den vorangegangenen Abschnitten beschrieben.

In der Bewegung erprobten wir *gerade* Raumwege, zunächst ohne Musik, dann begleitet von Maurice Ravels *Boléro*, eine Musik mit gleichmäßigem Metrum und leicht erkennbarem Aufbau, die während der Dauer von rund fünfzehn Minuten genügend Zeit gibt, Raumwege in alle Richtungen zu gehen. Die jeweilige Richtung der Wege wurde durch die Körperhaltung, die Armhaltung, die Armbewegung und die Blickrichtung zusätzlich unterstrichen. Auch am Platz kann man im Takt weitergehen und Höhe oder Diagonale, Waagrechte oder Senkrechte beschreiben.

Gemeinsam reflektierten wir, daß auch eine soziale Gemeinschaft wie ein Getriebe oder ein Uhrwerk funktioniert.

Das wesentliche der Maschine sind ihre Einzelteile, die zusammengefügt ein funktionierendes Ganzes ergeben. Nur wenn alle Teile mitarbeiten, bleibt die Maschine in Betrieb. So wurde das Wesen einer Maschine unser Vorbild.

Wir stellten uns eine imaginäre Maschine vor und überlegten, wie wohl die einzelnen Teile in ihrer Einzelbewegung aussehen und wie sie zusammen funktionieren. Anschließend stellten wir die Maschine mit unserem Körper dar. Das erforderte zunächst viel Zeit zum Experimentieren.

Das Thema „Gemeinschaft" reflektieren

Die Teilnehmer probierten verschiedene Bewegungen aus:
– mit den Händen und Armen in verschiedenen Raumrichtungen,
– mit den Beinen und Füßen in gezielter Haltung,
– mit dem Kopf oder der Schulter unterstützend,
– mit dem Oberkörper oder dem ganzen Körper in der Gesamtspannung des Körpers.

Verschiedene Bewegungs- abläufe ausprobieren

Nach dieser Experimentierphase setzten wir unsere „Maschine" folgendermaßen zusammen: Die erste Person wählt eine Position und dazu eine Bewegung, die sie ohne Anstrengung möglichst lange ausführen kann.

Danach gesellt sich derjenige dazu, der meint, die erste durch seine Bewegung ergänzen zu können. Fährt man so fort, entsteht Glied um Glied allmählich eine

Die Bewegungen zusammen- führen

Gesamtkomposition, die natürlich besonders interessant wirkt, wenn sie alle Raumrichtungen einbezieht und möglichst vielseitig in ihrer Bewegung ist:
- rauf und runter,
- hin und her,
- diagonal und
- rundherum.

Das „Herz"
der Maschine Das „Herz" der bewegten Maschine ist das Metrum, welches die Erzieherin zur Orientierung leise spielt. Dafür eignen sich Handtrommel oder einige wenige Töne auf dem Xylophon.

Eine Schwierigkeit bei diesem Gruppenprojekt ist, daß sich die Gruppe nicht selbst sieht und daher den Gesamteindruck schwer beurteilen kann. Deshalb ist die Wiederholung der Aufgabe wichtig, wobei die Erzieherin sachliche und konstruktive Kritik üben kann. Aber auch hier gilt, daß die Lösungen der einzelnen Teilnehmer und der Gruppe gültig sind und nicht die Idee der Erzieherin. Jede Wiederholung fällt anders aus und jede Kombination hat ihren eigenen Reiz.

Interessant ist für die Gruppe die endgültige Ausgestaltung des Projektes. Um von den einzelnen Personen auf das Wesentliche, das Bewegungsgefüge hinzulenken, können alle Teilnehmer schwarze, Gymnastikkleidung tragen.
Farbeffekte
unterstreichen
die Bewegung Zur Verdeutlichung der Bewegung kann man farbige Stäbe und Bänder verwenden, die zwischen einzelnen Körperteilen bewegt, beim Ziehen, Schieben, Schwingen oder Kreisen für farbige Effekte sorgen. Auch farbige Bälle können im Bewegungsablauf der „Maschine" weitergegeben und am Schluß in einem Korb gesammelt werden. Der freien Gestaltung sind hier keinerlei Grenzen gesetzt.

Besonders geeignet ist als Musik auch hier wieder Maurice Ravels *Boléro*, wobei man die Aufnahme bei Bedarf kürzen kann. Das immer gleichbleibende Metrum trägt die Bewegung des einzelnen und der Gruppe. Entscheidend für den Bewegungsablauf der „Maschine" sind jedoch der Anfang und der Schluß. Der Schluß wird durch eine Halbtonerhöhung eingeleitet, danach bricht die ganze Maschine in einem Sforzato, einem dramatischen Höhepunkt zusammen.

In den Ruhephasen kann man über das Bild „Maschine" und das Thema Gemeinschaft, Gemeinde, Zusammenarbeit und Verantwortung sprechen und diskutieren: Jeder Einzelne ist ein Rad im Getriebe des Ganzen und notwendig. Wenn er ausfällt, ist der Ablauf unterbrochen und die Maschine kann nicht funktionieren. Dies praktisch erfahrbar und begreifbar zu machen, ist das Ziel des Projekts.

Gemeinschaft erfahrbar machen

53

Federn

Das Material   Das Material Federn spricht die meisten Kinder sehr an, da sie es auch selbst finden können, auf einem Bauernhof, im Wald oder auf dem Feld. Vom Flaum der Federn geht eine besondere Faszination aus.

Nur einmal habe ich einen Erwachsenen erlebt, der unter einer Federn-Phobie litt. Ebenso treten manchmal Allergien gegen Federn auf. Das muß berücksichtigt werden.

In der Faschingszeit kann man herrlich bunte Dekorationsfedern und große, in den Farben und Mustern faszinierende Straußenfedern kaufen. Meist kostenlos erhält die Erzieherin in Fachgeschäften weiße Bettfedern.

Für die Rhythmik eignet sich dieses Material, weil es so eindeutig (feder-)leicht ist und sanft zu Boden fliegt.

Austeilspiele   Will man in der Rhythmik-Spielstunde mit Kindern das Thema schwer – leicht behandeln, so empfiehlt sich, zu Beginn der Stunde mit einem eindeutig schweren Material, mit Steinen, schwerem Sand oder Bohnensäckchen zu arbeiten.

Die Kinder haben dieses Material in der einen Hand liegen, sitzen am Boden und schließen die Augen. Die Erzieherin legt nun jedem Kind eine Feder in die andere Hand. Die meisten Kinder glauben, daß sie gar nichts bekommen haben. Der Impuls „Fühle in der einen Hand und fühle in der anderen Hand" lenkt ihre Konzentration auf die taktile Wahrnehmung.

Jetzt können die Kinder formulieren, was sie mit ihrer Hand entdecken.

Ein Strauß   Ein Strauß großer, farbiger Dekorationsfedern steht in einem Krug, oder die
farbiger Federn   Federn stecken in einem mit Sand gefüllten Eimer. Wir beobachten, ob sich die Federn auch ohne unser Zutun bewegen, wann und wie stark. Wir versuchen zu ergründen, woran das liegen könnte. Eindeutig wird die Erklärung, wenn die Erzieherin das Ereignis durch Blasen oder durch Fächeln verstärkt.

Luft kann man nicht sehen, aber ihre Wirkung; eine Erfahrung, die Kinder vom Wind her kennen und die ihnen jetzt bewußt werden kann. Die Kinder formulieren mit eigenen Worten ihre Beobachtungen.

Nacheinander nehmen sich alle Kinder eine Feder. Die Reihenfolge wird bestimmt von der Erzieherin oder auch den Kindern, in spielerischer Weise durch Zublinzeln oder eine andere Geste. Können die Kinder diese Rolle übernehmen, so beginnt man sinnvollerweise mit einem zurückhaltenden Kind. Eine Regel könnte auch sein: „Nimm die Feder, die schon zu dir hinschaut!" (Das geht nur, wenn die Federn im Kreis aufgesteckt sind.)

Eine kleine weiße, flauschige Bettfeder wird dem Kind auf den Bauch oder den Rücken gelegt, während es am Boden liegt. Die Kinder erspüren, ob die Feder Wärme abgibt, und erproben, an welcher Stelle des Körpers sie die Wärme der Feder fühlen können. Damit sind die Kinder bereits mitten in der Wahrnehmungsphase.

Die Federn sind weiß oder farbig. Hält das Kind die Feder gegen das Licht, wird sie heller, durchsichtiger, lichter. Gegen das Dunkel gehalten, wirken die Farben intensiver und dunkler.

Wahr-nehmungs-phase

Alle Federn haben einen mehr oder weniger starken Kiel, an dem die flauschigen Teile oder die glatten Federhaare sitzen. Der Kiel ist begrenzt biegbar, er kann brechen und dann ist die Feder geknickt. Der Kiel bestimmt weitgehend die Form der Feder. Sie kann lang und oval, rund oder gebogen sein.

Material-eigenschaften der Federn

Die Färbung der Federn ist am Kiel entlang dichter und intensiver.
Die feinen Federteile erscheinen glatt, wie gekämmt und strukturiert, oder flauschig als beliebiges Durcheinander.
Die Oberfläche der Feder kann glänzend oder stumpf sein.
Die Vielfältigkeit der Federn reizt zum Vergleichen und Beschreiben.

Alle Eigenschaften der Federn kann das Kind alleine für sich, noch besser aber durch entsprechende Impulse der Erzieherin entdecken. Sie können im Vergleich intensiver wahrgenommen, konzentrierter beobachtet und verbal ausgetauscht werden:

Beobachtung und verbaler Austausch

Die eine Feder ist weich, flauschig und eignet sich zum Streicheln auf verschiedenen Stellen der Haut. Die andere Feder ist fester, ihr Kielende ist sogar

55

spitz, das Kind achtet darauf, daß es seinem Partner und sich nicht weh tut. Alle Federn sind so leicht, daß man sie sich gegenseitig zublasen kann.

Ausgleich durch Bewegung

Selbstverständlich muß die Phase der konzentrierten Wahrnehmung durch Bewegungsphasen im Raum aufgelockert werden. Dies dient der Entspannung und dem Ausgleich und befriedigt das kindliche Bewegungsbedürfnis.

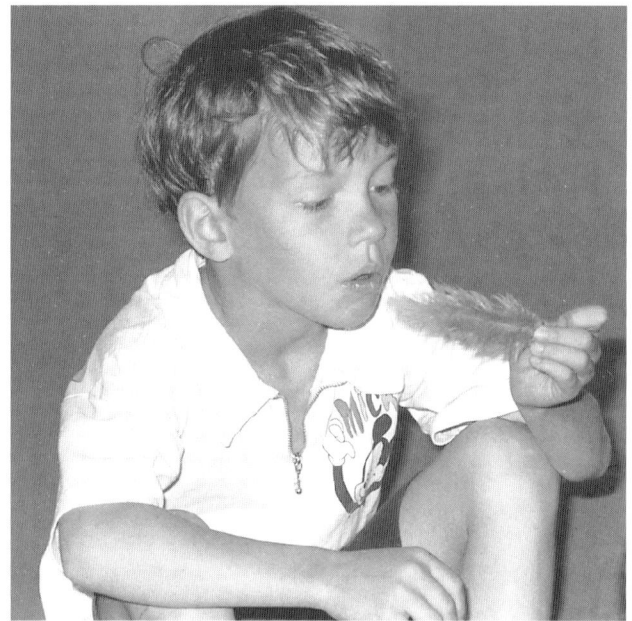

Die Federn
mit allen Sinnen
erforschen

Bewegung mit Federn zu Musik

Die Kinder tragen ihre Feder auf der Hand durch den Raum. Immer wenn die Musik wechselt, suchen sie sich eine andere Stelle auf der Hand oder dem Arm. Durch die Begrenzung auf diese beiden Körperteile differenzieren sie leichter und finden vielfältige Möglichkeiten. Später kann das Tragen auf den ganzen Oberkörperbereich oder den gesamten Körper ausgedehnt werden.

56

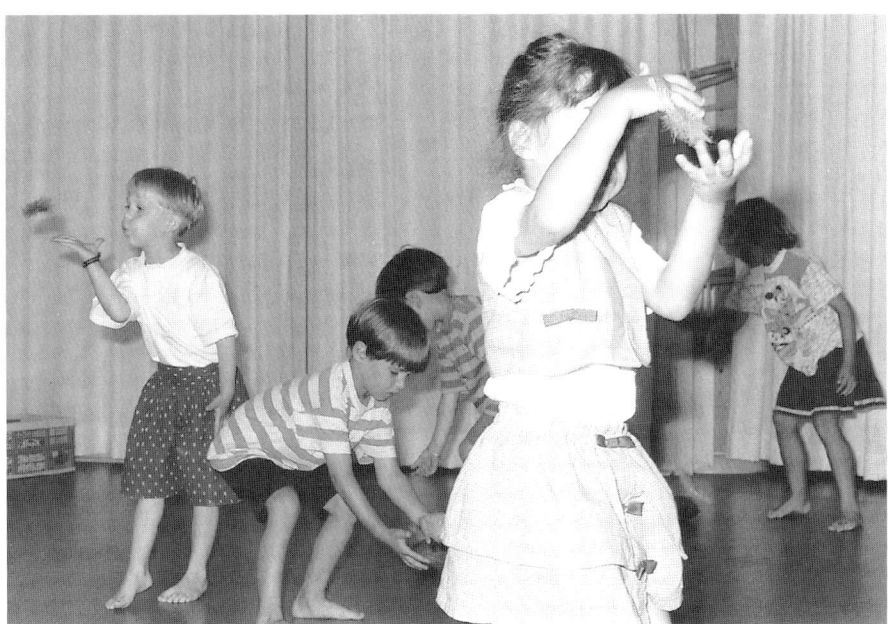

Der Charakter und das Tempo der Musik zum Tragen der Feder ist ruhig. Besonders gut eignet sich ein Glockenspiel, ein Saitenspiel, gezupfte Gitarre oder eine Flöte. Beabsichtigt die Erzieherin, daß sich die Kinder schnell und heftig mit der Feder bewegen, sollen die Kinder ihre eigene Lösung dafür finden, die Feder nicht zu verlieren. Sie klemmen das Material z. B. vorsichtig unter das Kinn oder stecken es hinter das Ohr. Manche Kinder stecken die Feder an der Kielspitze zwischen die Finger, andere nehmen sie vorsichtig in die hohle Hand. Die vom Kind selbst gefundene Lösung ist wichtig!

● Die Kinder legen ihre Feder auf den Boden in einen Reifen als Begrenzung. Sie bewegen sich zur Musik um die Reifen. Die Musik sollte die Kinder zu heftigen und ausladenden Bewegungen motivieren, so daß eine starke Luftbewegung im Raum entsteht. Am Ende sehen sie nach, ob die Feder im Reifen noch am gleichen Platz liegt wie vorher, oder ob der Wind sie bewegt hat. Alternativ dazu bewegen sich die Kinder anschließend langsamer.

*Die Bewegung
der Luft erleben*

57

Im Vergleich mit der vorangegangenen Übung erfahren sie sichtbar die unterschiedliche Luftbewegung im Raum. Auch hier ist das Verbalisieren und Besprechen der Erfahrungen unerläßlich.

Federn im Luftstrom
Die Kinder experimentieren mit ihren Federn: sie blasen sie von der Hand in die Luft oder auf dem Fußboden vor sich her. Dabei erleben sie die unterschiedliche Wirkung des Luftstroms. Blasen sie von oben auf die Feder, reagiert diese anders, als wenn man von unten oder von der Seite her bläst. Diese ersten physikalischen Erfahrungen können nach und nach gezielt eingesetzt werden, um die Feder schnell oder langsam zu einem bestimmten Ziel zu blasen. Der Atemstrom wird dabei entsprechend reguliert.

Mit Mund und Strohhalm blasen oder fächeln
Das Blasen kann auch durch einen Strohhalm geschehen. Manche Kinder entdecken schnell, daß man die Luft durch den Strohhalm auch ansaugen kann und die Feder dadurch wie im Zauber vorne am Strohhalm klebt.

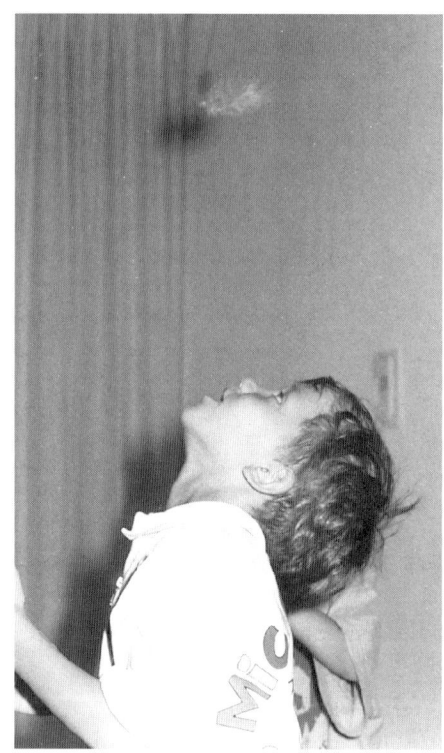

Das Blasen sollte nicht zu lange andauern, da das viele Ausatmen leicht zu Übelkeit führen kann. Aus diesem Grund empfiehlt sich, den Kindern sehr bald einen Fächer für die Übungen zu geben. Verwenden kann man auch einen selbst gefalteten und vielleicht bemalten Papierfächer oder auch nur ein Stück festeres Papier. Bei der Wiederholung der Übung erfahren die Kinder, daß der Luftstrom mit dem Fächer schwerer zu dosieren ist als mit dem Atem.

Wichtig: zum Ausgleich unbedingt Bewegungsphasen einschieben! *Bewegung als*
Dazu können die Kinder ihre Federn auf die Fächer am Boden legen oder sie mit *Ausgleich*
dem Fächer zudecken. Ebenso kann man die Federn auf den Fächer legen und
diesen zur Musik im Raum herumtragen. Diese Aufgabe erfordert allerdings
wieder sehr viel Konzentration vom Kind, so daß sie kaum Entspannung bringt.

Fallen und
Schweben

- Die Kinder tragen Sand- , Reis- oder Bohnensäckchen und gehen dabei zur
  Musik im Raum. Endet die Musik, lassen sie zunächst die Säckchen fallen und
  danach sich selbst. Dies wird mehrmals wiederholt.

- Die Kinder tragen Federn auf ihrer Hand und gehen dabei zur Musik im Raum.
  Beim Ende der Musik lassen sie die Federn fallen und
  – beobachten das schaukelnde oder kreisende, schwebende Hinabsinken.
  – Die Kinder begleiten ihre Beobachtung mit Bewegungen der Hand, später
    beider Hände.
  – Zur Bewegung der Hände kann die Stimme kommen. Sie setzt ein bei
    Beginn des Fallens und verstummt dann, wenn die Feder den Boden berührt.
    Die intensive Beobachtung des Verhaltens der Feder wird dadurch geför-
    dert.
  – Das Kind verwandelt sich selbst in eine Feder und schwebt, sinkt oder
    schaukelt leise mit der Feder zu Boden. Beide ruhen zusammen aus.

Spiel mit
Federboas

Federboas sind in der Faschingszeit in jedem Kaufhaus erhältlich. Da sie allerdings für Kinder zu lang sind, kann man sie zur Hälfte durchschneiden, was
außerdem kostengünstiger ist.

Austeilen

- Die Erzieherin kann die Federboas in einen Korb oder auf einen Haufen in die
  Mitte legen. Dieser große Berg an Federn übt einen starken Reiz auf die Kinder aus. Ein Kind nach dem anderen, geht zur Mitte zieht sich eine Federboa
  heraus. Auch das letzte Kind sollte noch eine Auswahl haben!

Bewegung mit
Boas

  Die Erzieherin wählt eine Musik von CD, zu der die Kinder gut gehen können.
  Zur Musik tragen sie ihre Boa im Raum. Blendet die Erzieherin die Musik kurz
  aus, haben die Kinder die Gelegenheit, die Boa an eine andere Stelle des Körpers zu legen und sie damit zu tragen. Mehrmaliges Wiederholen fördert die

Kreativität der Kinder und vermeidet vor allem bei großen Jungen kindisches Verhalten, da sie mit der Suche nach geeigneten Lösungen beschäftigt sind.

Die Bewegung kann auch in eine pantomimische Darstellung übergehen. In Absprache mit der Gruppe überlegen und entscheiden die Kinder selbständig, wen sie darstellen wollen.

Wahrnehmung und Sinnes-förderung
Durch den Reiz, die Federboa am Körper zu tragen, eignet sie sich besonders gut zur ganzkörperlichen Wahrnehmung der Federn. Ihre vielen dichten Federn wärmen angenehm.
Die Beweglichkeit der Boa animiert auch die Kinder zur Bewegung. Die Farben sind meist intensiv leuchtend. Die einzelnen Federn fallen durch ihren weichen Flaum auf. Ihre wesentlichen Eigenschaften entsprechen denen der einfachen Federn (siehe S. 55).
Reiz und Schönheit der Federboa fördern die visuelle und besonders stark die taktile Wahrnehmung der Kinder ebenso wie den emotionalen Bereich.

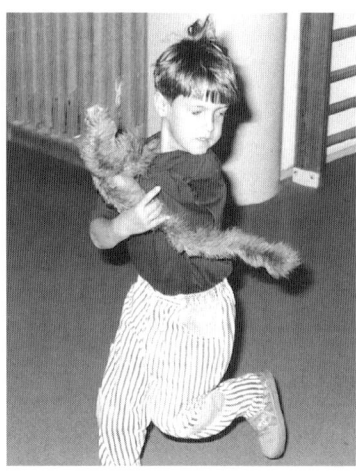 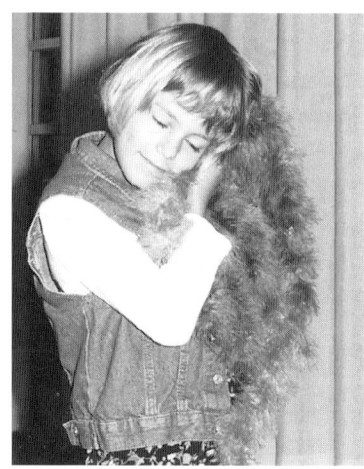

Tanz der Federboas
Als Musik für den Tanz der Boas eignen sich ein Walzer von Frédéric Chopin oder das Musikstück *Peru, Peru* von C.H. Deuter (*Land of Enchantment*).

● Alle Kinder ruhen mit ihren Federboas am Boden. Die Boas erwachen mit der Musik, anschließend lassen sie sich in ihrer Bewegung von der Musik tragen. Zunächst sammeln die Kinder Eindrücke, indem sie die Boa alleine für sich tanzen lassen.

Die Boas erwachen

Als Gruppenaufgabe können später alle Boas aus der Mitte heraus aufwachen und miteinander tanzen, sich begegnen und sich zusammen bewegen.

Diese Aufgabe kann sich durch viele Wiederholungen ohne Druck und Übungsstreß so weiterentwickeln, daß ein festgelegter Ablauf und eine Raumform für einen Gruppentanz entstehen. Bei einem Sommerfest könnte der Tanz dann aufgeführt werden.

● In einer Partneraufgabe legen jeweils zwei Kinder ihre Boa auf ein Chiffon- oder Seidentuch, das sie beide gespannt halten. Zur Musik (C.H. Deuter: *Land of Enchantment*) schwingen sie das Tuch mit der Boa. Wesentlich gefördert werden hierbei Einfühlungsvermögen, Geschicklichkeit, Konzentration und Reaktionsfähigkeit.

Ruhepausen zwischen den Bewegungseinheiten dienen der Sinnesschulung und der Entspannung.

Ruhephasen

● Die Kinder legen sich mit ihrer Boa einen Ruheplatz. Sie legen sich hinein, wenn genug Platz ist oder ruhen neben der Federboa und spüren sie in ihrer Weichheit und Wärme.

● Die Kinder liegen am Boden und legen die Boa dort auf sich, wo sie gerne ihre Wärme spüren wollen. Ihre Wahrnehmungen sind noch intensiver, wenn sie die Augen schließen. Die Erzieherin kann eine Musik auf dem Saiten- oder Glockenspiel improvisieren oder eine meditative Musik von CD laufen lassen, um den Kindern einen Rahmen für die Ruhephase zu geben.

Mit geschlossenen Augen entspannen

Diese Entspannungsübungen sollten auf intensive Bewegungsphasen folgen. Nur wenn die Kinder nach starker Bewegung ein echtes Ruhebedürfnis haben, können sie sich bei der Entspannung wohlfühlen.

Pappkartons

Als Material verwendet man am besten Pappkartons für den Obstversand, die relativ stabil und so groß sind, daß sich ein Vorschulkind hineinsetzen kann. Der Rhythmikraum muß groß genug sein, daß die Kinder neben den Kartons noch genügend Bewegungsfreiheit haben.

Austeilen

Die Erzieherin stapelt die Kartons vor Beginn der Rhythmikstunde zu einem Turm auf.

Beim Betrachten des Turmes werden die Kinder ihre ersten Beobachtungen formulieren: der Turm ist hoch, auf den Kisten sind Äpfel abgebildet, die Kisten selbst sind grau oder braun, Aufdrucke mit Buchstaben sind zu erkennen usw.

Bevor wir den Turm einwerfen, überlegen wir gemeinsam, welche der Kisten wir als erstes herausziehen, welche Wirkung dies voraussichtlich hat, wo wir vorsichtig die Köpfe einziehen oder aus dem Weg gehen müssen.

Ist der Turm eingefallen, nimmt sich jedes Kind eine Kiste und setzt sich hinein. Somit hat es nun seinen „festen Platz" für die Ruhephasen.

Bewegung um die Kisten

Die Erzieherin spielt auf einem Instrument verschieden schnelle Tempi zum Gehen, Laufen, Schleichen, Hüpfen, Stampfen. Die Kinder dürfen dabei keine Kisten und keine anderen Kinder berühren oder anrempeln. Ist die Musik zu Ende, kehren sie jedesmal zu ihrem Platz zurück. Schwieriger ist für die Kinder, rückwärts um die Kisten zu gehen.

Es kann sich auch die Hälfte der Kinder in die Kisten hineinsetzen oder -kuscheln, die andere Hälfte bewegt sich um die Kisten. Anschließend besprechen wir, was wir in unseren Kisten von dem, was um die Kisten herum geschehen ist, gehört, gesehen oder gespürt haben.

Ruhepunkte in der Kiste

In der Kiste kann man stehen, auf einem Bein stehen, knien, in der Hocke oder auf den Fersen sitzen. Die angewinkelten Beine kann man auch umfassen. Das Kind kann versuchen, sich in die Kiste hineinzulegen. Dabei kann es die

Wände des Kartons und ihre Höhe genau betrachten. Die Erzieherin kann diese Situation für eine Entspannungübung nutzen und die Kinder „wie im Bett" die Augen schließen lassen. Sie selbst schleicht um die Kisten herum, die Kinder achten darauf, ob und wann sie ihren Schritt hören können. Die Dauer dieser Phase hängt sehr von der Fähigkeit der Kinder zur Ruhe ab. Manchmal kann sie nur sehr kurz sein. Die Erzieherin könnte die Ruheübung nach einer eingeschobenen Bewegungsphase erneut anbieten. Möglicher Impuls: „Probiere aus, wie du dich noch in den Karton legen kannst!"

Auf die Schritte hören

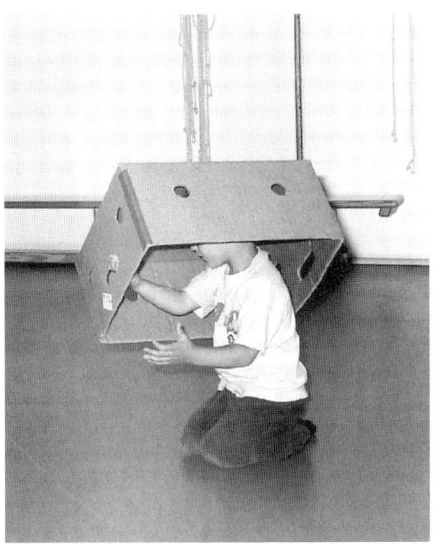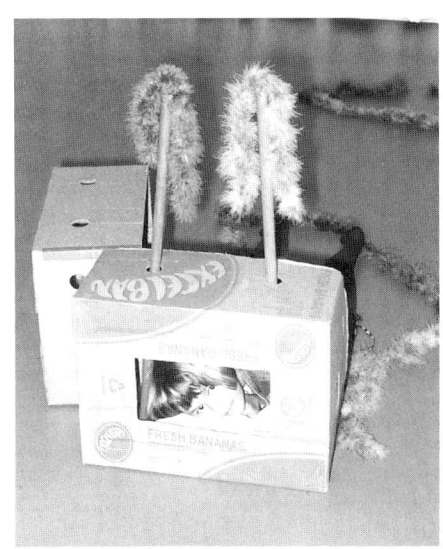

Man kann die Kiste auch umdrehen: „Welches Kind will sich unter seiner Kiste verstecken, wenn die Musik zu Ende ist?"
Anschließend geht die Erzieherin wieder durch die Reihen, und die Kinder versuchen zu hören, wo sie sich bewegt. Welche Außengeräusche kann das Kind überhaupt noch wahrnehmen?

Die Kiste als Versteck

Diese Aufgabe fördert eine weitere Differenzierung der Wahrnehmungsfähigkeit, der Konzentration und auch des Sozialverhaltens, da das Kind mit dem Beschreiben der Erlebnisse warten können muß.

Ängstlichen Kindern kann die Erzieherin vorschlagen, die Kiste auf eine Seite zu legen, so daß sie nach der anderen Seite geöffnet ist.

Mit der Kiste experimentieren
Die Kinder probieren weitere Spielmöglichkeiten mit dem Karton aus:
– er kann auf dem Boden geschoben werden, auf einer Seite oder mit dem Boden nach oben;
– das Kind kann sich draufsetzen, evtl. draufstellen oder sich darüberlegen;
– der Karton kann als Trommel benützt werden;
– die Kinder können sich gegenseitig in der Kiste schieben oder ziehen;
– sie können sich in die Kiste setzen und versuchen, damit zu rutschen.

Geräusche erzeugen
Beim Experimentieren und Spielen mit dem Karton kann das Kind die unterschiedlichsten Töne und Geräusche entstehen lassen:
– auf verschiedene Stellen klopfen, streichen, patschen,
– mit verschiedenen Körperteilen klopfen, streichen, patschen,
– mit der Kiste auf den Boden klopfen,
– die Kiste schnell oder langsam, fest oder leicht schieben.

Rundspiele als Gruppenaufgabe
Rundspiele können, wie im Kapitel *Murmeln* beschrieben, als Gruppenaufgabe die Variationsmöglichkeiten der Kinder zusammenfassen und für andere sichtbar machen. Im Solo-Tutti-Spiel oder im einfachen Rundspiel nehmen die Kinder nacheinander die unterschiedlichen Geräusche und Töne wahr, die sie beim Experimentieren entdeckt haben.

Wahrnehmungsphase
Eine Phase des Sinnesschulung kann die Erzieherin in die Experimentierphase, aber auch in eine Ruhephase einschieben. Die Kinder sind sensibler und aufnahmefähiger, wenn die Wahrnehmungsphase kein isolierter Programmpunkt ist, sondern aus einer Situation heraus entsteht.

Materialeigenschaften
Das Material ist
– sehr festes Papier, das man Pappe nennt und zu Kartons verarbeitet wird; der Pappgeruch ist deutlich;
– die Kiste ist farbig bedruckt,
– die Kiste hat einen Boden und vier Seiten, zwei lange und zwei kurze,

- die Kanten sind hart,
- der Karton ist trotz seiner Stabilität beweglich,
- die Kiste hat im Boden vier Ecken.
- Beim Klopfen auf die Kiste entstehen je nach Ort verschieden helle oder dunkle, dumpfe oder harte Töne.
- Das Streichen über den Karton kann man nicht nur mit der Hand spüren, sondern auch hören; mit dem Fingernagel entlanggestrichen, kratzt es.

Je nach Karton gibt es sicher noch andere Merkmale, die die Kinder entdecken und beschreiben können.

Entdecken und beschreiben

Die Kartons lassen sich selbstverständlich mehrmals verwenden. Es ist sinnvoll, daß das Material nach jeder Rhythmikspielstunde sorgfältig in einer Ecke gestapelt oder gemeinsam in einem Nebenraum aufgeräumt wird. Die Kisten können auch in der Freispielzeit des Kindergartens zum Bauen oder für das Rollenspiel zur Verfügung gestellt werden.

Steine

Das Material Steine aller Art, vor allem aber glatte Kieselsteine, die möglicherweise auch noch weiße oder dunkle Strukturen haben, faszinieren Kinder in ganz besonderer Weise. Ihre Anziehungskraft auf die Menschen kommt in zahlreichen Sprichwörtern und sprachlichen Bildnis zum Ausdruck. Eine alte indische Weisheit besagt:

> Gott schläft im Stein
> atmet in der Pflanze,
> träumt im Tier,
> erwacht im Menschen. [11]

Einen Lieblings- Am schönsten ist es, wenn die Erzieherin die Steine mit den Kindern selbst aus-
stein aussuchen suchen kann. Bei der Suche und der Wahl ihres Lieblingssteines machen die Kinder erste Erfahrungen mit dem vielfältigen Material und können auch schon eine Beziehung zu „ihrem" Stein anbahnen.
Bei Rhythmikstunden mit Steinen sollten die Kinder nicht barfuß sein, sondern besser feste Turnschuhe oder Hausschuhe anziehen. Die Erfahrung zeigt, daß die Kinder normalerweise sehr sorgsam mit den Steinen umgehen. Der Stein wird ihnen wichtig, so daß es unnötig ist, die Kinder zur Vorsicht zu ermahnen. Fordert es die Situation, kann man immer noch rechtzeitig darüber sprechen.

Austeilspiele Die Steine befinden sich in einem dicken Jutesack. Beim Transport stellen die Kinder bereits fest, wie schwer das Material ist, das sich darin befindet, und daß es Geräusche von sich gibt. Auch die Ausbuchtungen am Sack, die an die runden Beulen eines Kartoffelsacks erinnern, kann man beobachten. Die zufällige Wahrnehmung, die bei den Kindern zu Überlegungen und Rückschlüssen führt, kann dazu beitragen, daß sie sich die Methode der gezielten Beobachtung als Lernstrategie aneignen.

---

[11] alte indische Weisheit, zit. in Sabine Hoffmann Muischneek, Vom Spiel mit Steinen, kindergarten heute, 7–8/94

66

Zum Austeilen kann man den Sack gemeinsam ausleeren, oder die Kinder „fischen" sich einen Stein aus dem Sack.

● Alle Steine liegen ausgebreitet auf einem alten Sack oder Tuch, so daß die Kinder die Steine zunächst in Ruhe betrachten können. Die Reihenfolge des Austeilens können die Kinder selbst bestimmen, Regeln dafür kennen die Kinder meist genügend.

Bringt die Erzieherin selbst die Steine mit, so kann sie die Neugier der Kinder mit folgendem Spiel wecken:

● Die Erzieherin füllt eine entsprechend große Wanne mit Sand, am besten ungiftigen Vogelsand, und vergräbt darin eine ausreichende Zahl an Steinen. Die Kinder suchen nacheinander im Sand nach einem Stein. Die Konzentration der Kinder wird dabei ganz auf das taktile Erleben gelenkt. Durch das Beschreiben der Tätigkeit und der Wahrnehmungen wird das Erlebte zur Erfahrung und zum Wissen:

— der Sand ist fein, er klebt an meiner Hand;
— er ist fest, je tiefer ich graben muß, umso schwerer komme ich vorwärts, ich muß mich anstrengen;
— wenn ich auf einen Stein stoße, ist es plötzlich hart und ich muß zupacken, um den Stein fassen zu können;
— den Stein zuerst zu fühlen und dann zu sehen, wie er aussieht, ist besonders spannend.

Nach dem konzentrierten Suchen brauchen die Kinder einen Ausgleich durch Bewegung.

● Die Kinder halten alle ihren Stein in der Hand und sollen sich sein Aussehen gut einprägen. Sie suchen sich am Fußboden einen Platz für ihren Stein, so daß noch genug Raum bleibt, sich um die Steine zu bewegen.
Die Erzieherin spielt ein schnelles Tempo zum Laufen oder Hüpfen, um alle Spannungen bei den Kindern abzubauen. Schleichen oder kleine, leise Schritte als Gegensatz verstärken die Entspannung. Die Motive laut – leise, schnell – langsam, kräftig – leicht sind die Inhalte der Bewegungsphase. Beim Ende der Musik finden die Kinder immer wieder zu ihrem Stein zurück.

Steine-Suchspiel

Bewegung um die Steine

Ruhepositonen   Beim Stein angekommen, wählen die Kinder unterschiedliche Ruhepositionen:
– beim Stein auf verschiedene Weise stehen,
– beim Stein auf verschiedene Weise sitzen,
– beim Stein knien, hocken,
– auf dem Stein sitzen,
– auf dem Stein liegen, den Stein am Bauch spüren, den Stein am Rücken spüren, an der Seite, unter der Achsel,
– sich rund machen um den Stein,
– *selbst* ein *Stein sein* und sich neben den Stein legen: rund, mit Kanten, schwer, bewegungslos.

Bewegung mit dem Stein   Die Kinder tragen den Stein zur Musik der Erzieherin durch den Raum. Als charakteristische Musik kann sie die Pauke wählen, eine große Handtrommel, ausnahmsweise mit einem großen, weichen Klöppel, ein Baß-Xylophon oder eine Alt-Flöte.

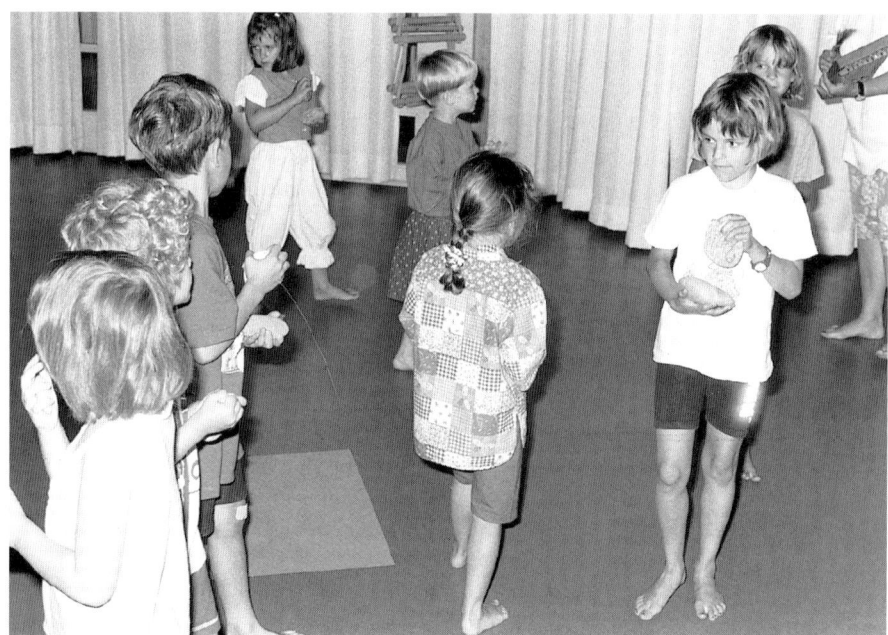

Die Tempi der Musik sind wiederum durch Gegensätze bestimmt. Die Erzieherin muß darauf achten, daß die Kinder den Stein noch gut tragen können, ohne daß er herunterzufallen droht.

Den Stein kann man auf verschiedene Weise tragen:
– in beiden Händen,
– auf einer Handfläche,
– vorsichtig auf dem Handrücken,
– Finger und Daumen bilden eine Kuhle, in die der Stein gelegt wird;
– zwischen Daumen und Zeigefinger und / oder Mittelfinger,
– vorsichtig in der Ellenbeuge auf dem Arm,
– vorsichtig auf dem Handballen oder dem Handgelenk,
– zwischen den Oberschenkeln, die Hände zum Auffangen bereit,
– auf dem Fußrist (hier sollte die Erzieherin nur behutsam musikalisch begleiten, z.B. über das Fell der Trommel streichen).

Den Stein tragen

In dieser Ruhephase betrachten die Kinder ihren Stein genau und beschreiben die Eigenschaften mit ihren Worten:
der Stein ist rauh, an einigen Stellen empfindet ihn das Kind vielleicht auch glatt, er hat Unebenheiten oder kleine Zerstörungen, zunächst fühlt er sich sehr kalt an, wird in der Hand aber wärmer, er ist schwer, er ist rund oder oval, vielleicht hat er auch eine Ecke oder eine Kante. Wie riecht er?

Wahrnehmungsphase

Durch das genaue Betrachten nimmt das Kind eine Beziehung zu dem Material Stein auf, wird neugierig und interessiert. Konzentriert und in Ruhe wendet es sich diesem Gegenstand intensiv zu. Dies fördert das gesamte Lernverhalten des Kindes auf spielerische Weise.

Hier kann eine Experimentierphase anschließen, in der die Kinder ausprobieren, auf welche Weise sie den Stein am Boden bewegen können. Der Hinweis „am Boden" schließt das Werfen aus, ohne daß dies eigens betont werden muß.

Selbst Stein sein

69

● Der Stein kann am Boden
  – gerollt und gekullert werden, sofern er rund genug ist, dies auch im Partner-
    spiel mit nur einem Stein;
  – mit verschiedenen Körperteilen geschoben werden.

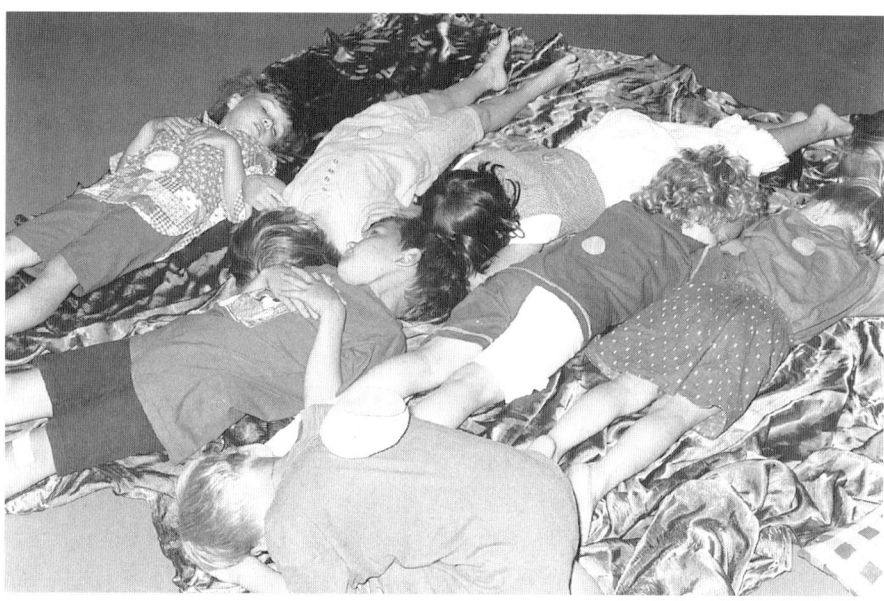

Als Stein rollen   ● Die Kinder beobachten und beschreiben das Rollen und Kullern des Steins.
Dann rollen sie selbst wie ein Stein, ohne aneinanderzustoßen. Dabei umfassen sie entweder die Knie, oder sie rollen in ihrer ganzen Länge.

Musik und   Die Erzieherin kann Motivation und Dauer mit Hilfe eines „Musiksteins" steu-
Bewegung   ern: sie legt einen kleineren, runden Stein in eine Handtrommel oder eine Holz-
im Einklang   schüssel und läßt ihn darin kullern. Das erfordert von den Kindern starkes Hinhören, während sie mit dem eigenen Rollen beschäftigt sind. Meist sind mehrere
Wiederholungen der Aufgabe notwendig, um „Kuller-Musik" und „Kuller-
Bewegung" in Einklang zu bringen: Wenn die Kinder genau hinhören, erkennen
sie, ob sie stark oder schwach, schnell oder langsam rollen sollen.

70

Das Kind kann aber auch wie ein Stein am Boden liegen, ohne sich zu bewegen. Der Anreiz dazu ist besonders groß, wenn die vorhergegangene Kuller-Bewegung des Kindes als Stein besonders intensiv war.

Um das Erlebnis zu verstärken, kann die Erzieherin um die „Steine" herumgehen, sie berühren und dabei festellen, wie rund und schwer sie sind und daß sie sich kaum bewegen lassen. Sie beschreibt ihr Tun und ihre Beobachtungen, und erfahrungsgemäß warten die Kinder alle geduldig und in Ruhe, bis auch sie als Stein befühlt werden.

Als Stein am Boden liegen und ruhen

Bei den gegensätzlichen Übungen als „Stein" erlebt das Kind Spannung und Entspannung, Bewegung und Ruhe in ganzheitlicher Form.

Viele Steine in einem Sack oder in einer Kiste klickern und bollern. Dieses zufällig entstehende Geräusch kann aufgegriffen und für ein Spiel genutzt werden: Aus Zufall wird Absicht!

Der Stein als Instrument

Zwei Kinder sitzen einander mit gespreizten Beinen gegenüber und kullern sich einen runden Stein zu. Jetzt erhalten sie zwei Steine und sollen versuchen, die Steine in der Mitte aneinanderklickern zu lassen, so daß ein Geräusch entsteht.

Klickern im Partnerspiel

Die Kinder bewegen sich mit ihren Steinen im Raum, ist die Musik zu Ende, suchen sie sich einen Partner, der ihnen am nächsten steht, und klickern ihren Stein gegen den des anderen.

Hier ist ein Hinweis angebracht, rücksichtsvoll auf die Finger des anderen zu achten und vorsichtig und gezielt zu klickern, da die Kinder diese Gefahr meist nicht voraussehen.

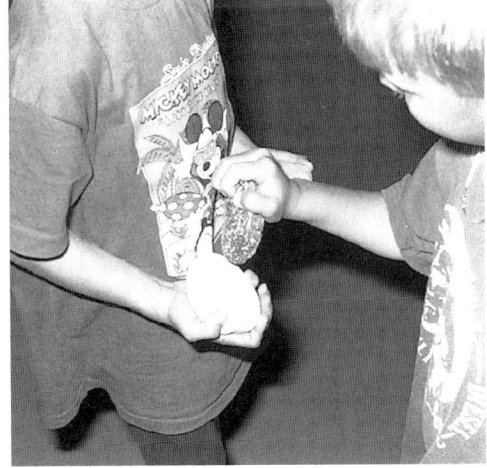

71

Die Kinder können nun alleine oder zu zweit weitere Geräuschmöglichkeiten mit *zwei* Steinen ausprobieren:
- leise und laut klickern, schnell und langsam,
- die Steine aneinanderreiben, stark oder schwach,
- die Steine aneinanderfetzen,
- die Steine auf dem Boden rollen und kullern lassen,
- die Steine in einem Behälter, einer Dose, einer Schüssel kullern lassen.

Rundspiele in der Gruppe

Das, was die Kinder alleine oder im Partnerspiel ausprobiert haben, kann auch als Rundspiel in der Gruppe weitergeführt werden. Geräusche werden weitergegeben, neue entstehen, einer spielt vor, alle wiederholen, ein Dirigentenspiel und viele andere Möglichkeiten.

Wir haben einen Steinesack

Text und Melodie: Waltraud Herdtweck

Lied vom Steinesack

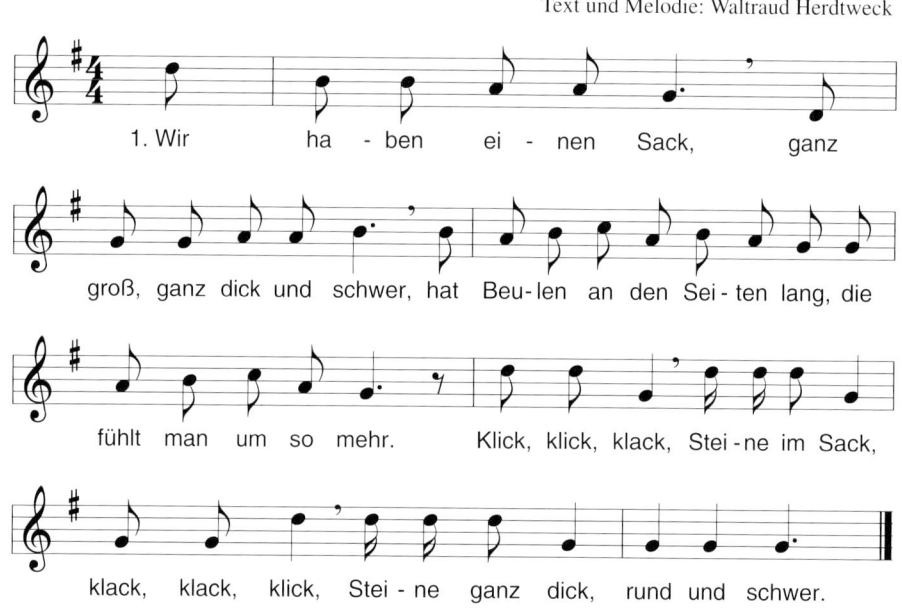

1. Wir ha - ben ei - nen Sack, ganz groß, ganz dick und schwer, hat Beu-len an den Sei - ten lang, die fühlt man um so mehr. Klick, klick, klack, Stei - ne im Sack, klack, klack, klick, Stei - ne ganz dick, rund und schwer.

1. Wir haben einen Sack, ganz groß, ganz dick und schwer,
   hat Beulen an den Seiten lang, die fühlt man um so mehr.
   Klick, klick, klack, Steine im Sack,
   klack, klack, klick, Steine ganz dick,
   rund und schwer.

2. Wir fühlen in dem Sack, die Steine dick und schwer,
   sind kalt und rauh, mit Ecken auch, das reizt uns um so mehr.
   Klick, klick, klack, Steine im Sack
   klack, klack klick, Steine ganz dick,
   rund und schwer.

3. Jetzt zieh' ich einen raus, der mir so gut gefällt,
   ist grau und braun, doch hat er auch, zwei Streifen ganz gewellt.
   Klick, klick, klack, Steine im Sack,
   klack, klack, klick, Steine ganz dick,
   rund und schwer.

4. Der Stein, das ist mein Schatz, mit dem ich spielen kann,
   bollern, kullern, schieben, klickern und auch irgendwann,
   klick, klick, klack, Steine im Sack,
   klack, klack, klick, Steine ganz dick,
   ruhen rund und schwer."

Mit Steinen bauen und gestalten

⬤ Die Kinder bauen aus allen Steinen einen langen „Weg", der auch kurvig sein kann. Die Art und Weise, wie die Kinder ihre Steine nacheinander anlegen, sollte man vorher besprechen.

Balancieren auf dem Steine-Weg

⬤ Mit bloßen Füßen balancieren die Kinder über den Steine-Weg und beschreiben anschließend ihre Erfahrungen. Nach mehrmaliger Wiederholung können sie dies auch rückwärts versuchen, wenn ein zweites Kind ihre Hand hält.

⬤ Zur Abwechslung können die Kinder sich über die Steinreihe stellen und links und rechts daneben kräftig stampfen oder auf einer Seite an der Steinreihe entlanghüpfen.

⬤ Mit allen Steinen läßt sich auch ein Turm bauen, ein Steinhaufen aufschichten oder ein Bild legen.

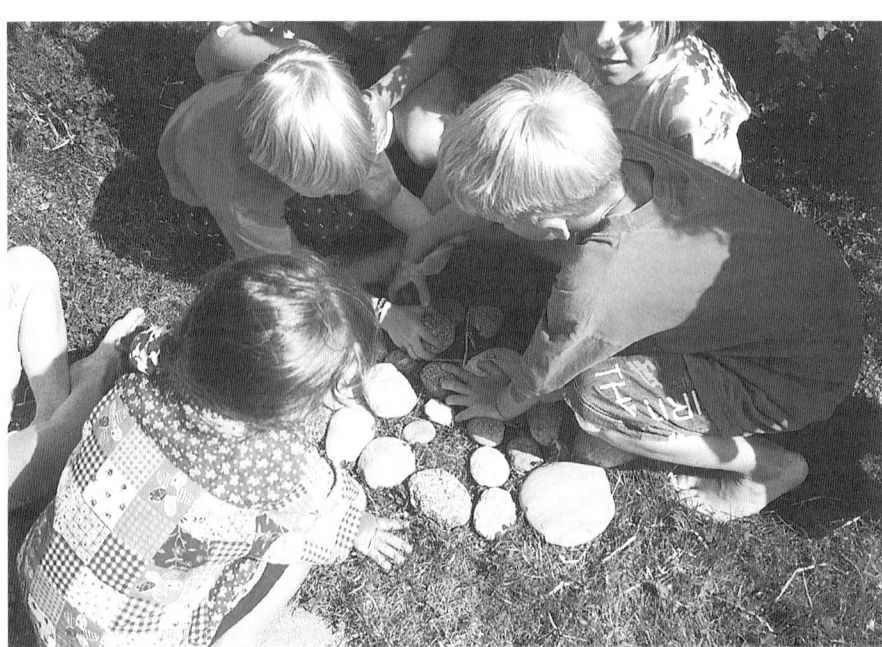

Ein Bild aus Steinen legen

Märchen Erzählen – Spielen – Gestalten

Die Bedeutung von Märchen

Märchen sind wichtig für das Vorschulkind, weil die Welt unserer Kinder heute oft verwirrend, hektisch und kompliziert ist. Kulturell überlieferte Moral- und Verhaltensregeln, die Orientierung bieten könnten, verlieren zunehmend an Bedeutung. Die Kinder wachsen nur noch selten in einer Großfamilie oder in einer festgefügten Gemeinschaft auf, sie erleben Vater oder Mutter oft als alleinerziehende Person. Häufig fehlt Kindern eine auf die Zukunft ausgerichtete Lebensperspektive, und sie haben existentielle Ängste, daß sie weiter geliebt und versorgt werden.

Das Märchen bietet dem Kind klare, einfach gezeichnete Gestalten mit typischem Charakter, mit denen es sich identifizieren kann. Dadurch kann das Kind zunächst noch unbewußt in seinem Inneren Ordnung schaffen. Bruno Bettelheim schreibt in seinem Buch *Kinder brauchen Märchen*:

„Die Märchen vermitteln wichtige Botschaften auf bewußter, vorbewußter und unbewußter Ebene entsprechend ihrer jeweiligen Entwicklungsstufe. Da es in ihnen um universelle, menschliche Probleme geht und ganz besonders um solche, die das kindliche Gemüt beschäftigen, för-

dern sie die Entfaltung des aufkeimenden Ichs ...". [12]

Eltern, Großeltern und Erzieherinnen, die ihren Kindern Märchen erzählen, öffnen sich dem Kind und machen zugleich das Kind offen für das Erzählte.

Wie Märchen in der Rhythmik eingesetzt und bearbeitet werden können, wird im folgenden detailliert dargestellt am Beispiel des Märchens *Die Gänsehirtin am Brunnen* von den Gebrüdern Grimm und darüberhinaus anhand einiger beispielhafter Rhythmik-Spielstunden mit den Materialien „Märchensteine", Märchenwolle und Seidentücher.

Die Gänsehirtin am Brunnen

Es war einmal ein steinaltes Mütterchen, das lebte mit seiner Herde Gänse in einer Einöde zwischen Bergen und hatte da ein kleines Haus. Die Einöde war von einem großen Wald umgeben. Jeden Morgen nahm die Alte ihre Krücke und wackelte in den Wald. Da war das Mütterchen ganz geschäftig, mehr, als man ihm bei seinen hohen Jahren zugetraut hätte, sammelte Gras für

---

[12] Bruno Bettelheim, Kinder brauchen Märchen, München 1980, S. 12

seine Gänse, brach sich das wilde Obst ab, soweit es mit den Händen reichen konnte, und trug alles auf seinem Rücken heim. Man hätte meinen sollen, die schwere Last müßte die alte Frau zu Boden drücken, aber sie brachte sie immer glücklich nach Haus. Wenn ihr jemand begegnete, grüßte sie ganz freundlich: „Guten Tag, lieber Landsmann, heute ist schönes Wetter. Ja, Ihr wundert Euch, daß ich das Gras schleppe, aber jeder muß seine Last auf den Rücken nehmen." Doch die Leute begegneten ihr nicht gerne und nahmen lieber einen Umweg, und wenn ein Vater mit seinem Knaben an ihr vorüberging, so sprach er leise zu ihm: „Nimm dich in acht vor der Alten, die hat's faustdick hinter den Ohren: es ist eine Hexe."

Eines Morgens ging ein junger Mann durch den Wald. Die Sonne schien hell, die Vögel sangen und ein kühles Lüftchen strich durch das Laub, und er war voll Freude und Lust. Noch war ihm kein Mensch begegnet, als er plötzlich die alte Hexe erblickte, die auf dem Boden kniete und das Gras mit einer Sichel abschnitt. Eine ganze Last hatte sie schon in ihr Tragtuch geschoben, und daneben standen zwei Körbe, die mit wilden Birnen und Äpfeln angefüllt waren. „Aber Mütterchen", sprach er, „wie kannst du das alles fortschaffen?" – „Ich muß sie tragen, lieber Herr", antwortete sie, „reicher Leute Kinder brauchen es nicht. Aber bei der Bauernarbeit heißt's: Schau dich nicht um, Dein Buckel ist krumm."

„Wollt Ihr mir helfen?" sprach sie, als er bei ihr stehenblieb, „Ihr habt noch einen geraden Rücken und junge Beine, es wird Euch ein leichtes sein. Auch ist mein Haus nicht so weit von hier: hinter dem Berge dort steht es auf einer Heide. Wie bald seid Ihr da hinaufgesprungen." Der junge Mann empfand Mitleid mit der Alten. „Zwar ist mein Vater kein Bauer", antwortete er, „sondern ein reicher Graf. Aber damit Ihr seht, daß nicht nur die Bauern tragen können, will ich Euer Bündel aufnehmen."

– „Wollt Ihrs versuchen", sprach sie, „so soll mir's lieb sein. Eine Stunde weit werdet Ihr freilich gehen müssen, aber was macht Euch das aus! Dort die Äpfel und Birnen müßt Ihr auch tragen." Es kam dem jungen Grafen doch ein wenig bedenklich vor, als er von einer Stunde Wegs hörte, aber die Alte ließ ihn nicht wieder los, packte ihm das Tragtuch auf den Rücken und hing ihm die beiden Körbe an den Arm. „Seht Ihr, es geht ganz leicht", sagte sie. „Nein, es geht nicht leicht", antwortete der Graf und machte ein schmerzliches Gesicht, „das Bündel drückt ja so schwer, als wären lauter Steine darin; und die Äpfel und Birnen haben ein Gewicht, als wären sie von Blei. Ich kann kaum atmen." Er hatte Lust, alles wieder abzulegen, aber die Alte ließ es nicht zu. „Seht einmal", sprach sie spöttisch, „der junge Herr will nicht tragen, was ich alte Frau schon so oft fortgeschleppt habe! Mit schönen Worten sind sie bei der Hand, aber wenns Ernst wird, so wollen sie sich aus dem Staub machen. Was steht Ihr da", fuhr sie fort, „und zaudert, hebt die Beine auf! Es nimmt niemand das Bündel wieder ab."

Solange er auf ebener Erde ging, wars noch auszuhalten; aber als sie an den Berg kamen und steigen mußten und die Steine hinter seinen Füßen hinabrollten, als wären sie lebendig, da gings über seine Kräfte. Die Schweißtropfen standen ihm auf der Stirne und liefen ihm bald heiß, bald kalt über den Rücken hinab. „Mütterchen", sagte er, „ich kann nicht weiter, ich will ein wenig ruhen." – „Nichts da", antwortete die Alte, „wenn wir angelangt sind, könnt Ihr ausruhen, aber jetzt müßt Ihr vorwärts. Wer weiß, wozu Euch das gut ist!" – „Alte, du wirst unverschämt!" sagte der Graf und wollte das Tragtuch abwerfen, aber er bemühte sich vergeblich: es hing so fest an seinem Rücken, als wenn es angewachsen wäre. Er drehte und wendete sich, aber er konnte es nicht wieder loswerden. Die Alte lachte und sprang ganz vergnügt auf ihrer Krücke herum. „Erzürnt Euch nicht, lieber Herr", sprach sie, „Ihr werdet ja so rot im Gesicht wie ein Zinshahn. Tragt Euer Bündel mit Geduld. Wenn wir zu Hause angelangt sind, will ich Euch schon ein gutes Trinkgeld geben."

Was wollte er machen? Er mußte sich in sein Schicksal fügen und geduldig hinter der Alten herschleichen. Sie schien immer flinker zu werden und ihm seine Last immer schwerer. Auf einmal tat sie einen Satz, sprang auf das Tragtuch und setzte sich oben darauf. Wie zaundürr sie auch war, so hatte sie doch mehr Gewicht als die dickste Bauerndirne. Dem Jüngling zitterten die Knie, aber wenn er nicht fortging, schlug ihn die Alte mit einer Gerte und mit Brennesseln auf die Beine. Unter beständigem Ächzen stieg er den Berg hinauf und langte endlich bei dem Haus Alten an, als er eben niedersinken wollte. Als die Gänse die Alte erblickten, streckten sie die Flügel in die Höhe und die Hälse voraus, liefen ihr entgegen und schrien ihr „Wulle, wulle!" Hinter der Herde, mit einer Rute in der Hand, ging ein bejahrtes Frauenzimmer, stark und groß, aber häßlich wie die Nacht. „Frau Mutter", sprach sie zur Alten, „ist Euch etwas begegnet? Ihr seid so lange ausgeblieben." – „Bewahre, mein Töchterchen", erwiderte sie, „mir ist nichts Böses begegnet, im Gegenteil, der liebe Herr da hat mir meine Last getragen. Denk dir, als ich müde war, hat er mich selbst noch auf den Rücken genommen! Der Weg ist uns auch gar nicht lang geworden, wir

sind lustig gewesen und haben immer Spaß miteinander gemacht." Endlich rutschte die Alte herab, nahm dem jungen Mann das Bündel vom Rücken und die Körbe vom Arm, sah ihn ganz freundlich an und sprach: „Nun setzt Euch auf die Bank vor die Türe und ruht Euch aus. Ihr habt Euren Lohn redlich verdient, der soll auch nicht ausbleiben." Dann sprach sie zu der Gänsehirtin: „Geh du ins Haus, mein Töchterchen, es schickt sich nicht, daß du mit einem jungen Herrn allein bist; man muß nicht Öl ins Feuer gießen! Er könnte sich in dich verlieben." Der Graf wußte nicht, ob er weinen oder lachen sollte. „Solch ein Schätzchen", dachte er, „und wenn es dreißig Jahre jünger wäre, könnte doch mein Herz nicht rühren."

Indessen hätschelte und streichelte die Alte ihre Gänse wie Kinder und ging dann mit ihrer Tochter in das Haus. Der Jüngling streckte sich auf die Bank unter einem wilden Apfelbaum. Die Luft war lau und mild. Ringsumher breitete sich eine kleine Wiese aus, die mit Himmelsschlüsseln, wildem Thymian und tausend anderen Blumen übersät war. Mittendurch rauschte ein kleiner Bach, auf dem die Sonne glitzerte. Und die weißen Gänse gingen auf und ab spazieren oder schwammen im Wasser. „Es ist recht lieblich hier", sagte er, „aber ich bin so müde, daß ich die Augen nicht aufhalten mag; ich will ein wenig schlafen. Wenn nur kein Windstoß kommt und bläst mir meine Beine vom Leibe weg; denn sie sind mürb wie Zunder."

Als er ein Weilchen geschlafen hatte, kam die Alte und rüttelte ihn wach. „Steh auf", sagte sie, „hier kannst du nicht bleiben. Freilich hab ich dir's sauer genug gemacht, aber das Leben hat's doch nicht gekostet. Jetzt will ich dir deinen Lohn geben. Geld und Gut brauchst du nicht, da hast du etwas anderes." Damit steckte sie ihm ein Büchslein in die Hand, das aus einem einzigen Smaragd war. „Bewahr's wohl", setzte sie hinzu, „es wird dir Glück bringen." Der Graf sprang auf, und da er fühlte, daß er ganz frisch und wieder bei Kräften war, dankte er der Alten für ihr Geschenk und machte sich auf den Weg, ohne sich nach dem schönen Töchterchen auch nur einmal umzublicken. Als er schon eine Strecke weit war, hörte er noch aus der Ferne das lustige Geschrei der Gänse.

Der Graf mußte drei Tage in der Wildnis umherirren, ehe er herausfinden konnte. Da kam er in eine große Stadt, und weil ihn niemand kannte, ward er in das königliche Schloß geführt, wo der König und die Königin auf dem Thron saßen. Der Graf ließ sich auf ein Knie nieder, zog das smaragdene Gefäß aus der Tasche und legte es der Königin zu Füßen. Sie hieß ihn aufstehen, und er mußte ihr das Büchslein hinaufreichen. Kaum aber hatte sie es geöffnet und hineingeblickt, fiel sie wie tot zur Erde. Der Graf ward von den Dienern des Königs festgehalten und sollte ins Gefängnis geführt werden. Da schlug die Königin die Augen auf und rief, sie sollten ihn freilassen und jedermann sollte hinausgehen; sie wollte insgeheim mit ihm reden.

Als die Königin mit ihm allein war, fing sie an zu weinen und sprach: „Was hilft mir Glanz und Ehre, die mich umgeben? Jeden Morgen erwache ich mit Sorgen und Kummer! Ich habe drei Töchter gehabt, davon war die jüngste so schön, daß sie alle Welt für ein Wunder hielt. Sie war so weiß wie Schnee, so rot wie Apfelblüte und ihr Haar so glänzend wie Sonnenstrahlen. Wenn sie weinte, fielen nicht Tränen aus ihren Augen, sondern lauter Perlen und Edelsteine. Als sie fünfzehn Jahre alt war, ließ der König alle drei Schwestern vor seinen Thron kommen. Da hättet Ihr sehen sollen, was die Leute für Augen machten, als die jüngste

eintrat! Es war, als wenn die Sonne aufginge. Der König sprach: „Meine Töchter, ich weiß nicht, wann mein letzter Tag kommt. Ich will heute bestimmen, was eine jede nach meinem Tode erhalten soll. Ihr habt mich lieb, aber welche von euch mich am liebsten hat, die soll das Beste bekommen." Jede sagte, sie hätte ihn am liebsten. „Könnt ihr mir's nicht ausdrücken", erwiderte der König, „wie lieb ihr mich habt? Daran werde ich sehen, wie ihr's meint." Die älteste sprach: „Ich habe den Vater so lieb wie den süßesten Zucker." Die zweite: „Ich habe den Vater so lieb wie mein schönstes Kleid." Die jüngste aber schwieg. Da fragte der Vater: „Und du mein liebstes Kind, wie lieb hast du mich?" – „Ich weiß es nicht, antwortete sie, und kann meine Liebe mit nichts vergleichen." Aber der Vater bestand darauf, sie müßte etwas nennen. Da sagte sie endlich: „Die beste Speise schmeckte mir nicht ohne Salz, darum habe ich den Vater so lieb wie Salz." Als der König das hörte, geriet er in Zorn und sprach: „Wenn du mich so liebst wie das Salz, so soll deine Liebe auch mit Salz belohnt werden!" Da teilte er das Reich zwischen den beiden ältesten, der jüngsten aber ließ er einen Sack mit Salz auf den Rücken binden. Zwei Knechte mußten sie hinaus in den wilden Wald führen. Wir haben alle für sie gefleht und gebetet", sagte die Königin, „aber der Zorn des Königs war nicht zu erweichen. Wie hat sie geweint, als sie uns verlassen mußte! Der ganze Weg ist mit Perlen besät worden, die ihr aus den Augen geflossen sind.

Den König hat bald hernach seine große Härte gereut, und er hat das arme Kind im ganzen Wald suchen lassen; aber niemand konnte es finden. Wenn ich denke, daß es die wilden Tiere gefressen haben, so weiß ich mich vor Traurigkeit nicht zu fassen. Manchmal tröste ich mich mit der Hoffnung, es sei noch am Leben und habe sich in einer Höhle versteckt oder bei mitleidigen Menschen Schutz gefunden. Aber stellt Euch vor, als ich Eurer Smaragdbüchslein aufmachte, lag eine Perle, gerade der Art, wie sie meiner Tochter aus den Augen geflossen sind. Und da könnt Ihr Euch vorstellen, wie mir der Anblick das Herz bewegt hat. Ihr sollt mir sagen, wie Ihr zu der Perle gekommen seid." Der Graf erzählte ihr, daß er sie von der Alten im Walde erhalten hätte, die ihm nicht geheuer vorgekommen wäre und eine Hexe sein müßte; von ihrem Kinde aber hätte er nichts gehört und gesehen. Der König und die Königin faßten den Entschluß, die Alte aufzusuchen. Sie dachten, wo die Perle gewesen wäre, da müßten sie auch Nachricht von ihrer Tochter finden.

Die Alte saß draußen in der Einöde bei ihrem Spinnrad und spann. Es war schon dunkel geworden, und ein Span, der unten am Herd brannte, gab spärliches Licht. Auf einmal ward's draußen laut, die Gänse kamen heim von der Weide und ließen ihr heiseres Gekreisch hören. Bald hernach trat auch die Tochter herein und grüßte. Aber die Alte dankte ihr kaum und schüttelte nur ein wenig den Kopf. Die Tochter setzte sich zu ihr nieder, nahm ihr Spinnrad und drehte den Faden so flink wie ein junges Mädchen. So saßen beide zwei Stunden und sprachen kein Wort miteinander. Endlich raschelte etwas am Fenster, und zwei feurige Augen glotzten herein. Es war eine alte Nachteule die dreimal „uhu" schrie. Die Alte schaute ein wenig in die Höhe, dann sprach sie: „Jetzt ist's Zeit, Töchterchen, daß du hinausgehst, tu deine Arbeit."

Die Tochter stand auf und ging hinaus. Sie ging über die Wiesen immer weiter bis in das Tal. Endlich kam sie zu einem Brunnen, bei dem drei alte Eichbäume standen. Der Mond war indessen rund und groß über dem Berg aufgestiegen, und es war so hell, daß man eine Stecknadel hätte finden können. Sie zog eine Haut ab, die auf ihrem Gesicht lag, bückte sich dann zum Brunnen und fing an sich zu waschen. Als sie fertig war, tauchte sie auch die Haut in das Wasser und legte sie dann auf die Wiese, damit sie im Mondschein bleichen und trocknen sollte. Aber wie war das Mädchen verwandelt! So was habt ihr nie gesehen! Als der graue Zopf abfiel, da quollen die goldenen Haare wie Sonnenstrahlen hervor und breiteten sich, als wär's ein Mantel, über ihre ganze Gestalt. Nur die Augen blitzten heraus, so glänzend wie die Sterne am Himmel, und die Wangen schimmerten in sanfter Röte wie die Apfelblüte.

Aber das schöne Mädchen war traurig. Es setzte sich nieder und weinte bitterlich. Eine Träne nach der anderen drang aus seinen Augen und rollte zwischen den langen Haaren auf den Boden. So saß es da und wäre lange sitzen geblieben, wenn es nicht in den Ästen des nahe stehenden Baumes geknistert und gerauscht hätte. Das Mädchen sprang auf wie ein Reh, das den Schuß des Jägers vernimmt. Der Mond ward gerade von einer schwarzen Wolke bedeckt, und im Augenblick war es wieder in die alte Haut geschlüpft und verschwand wie ein Licht, das der Wind ausbläst.

Zitternd wie ein Espenlaub lief sie zum Haus zurück. Die Alte stand vor der Türe, und das Mädchen wollte ihr erzählen, was ihm begegnet war. Aber die Alte lachte freundlich und sagte: „Ich weiß schon alles." Sie führte es in die Stube und zündete einen neuen Span an. Aber sie setzte sich nicht wieder zum Spinnrad, sondern holte einen Besen und fing an zu kehren und zu scheuern, „Es muß alles rein und sauber sein", sagte sie zu dem

Mädchen. „Aber, Mutter", sprach das Mädchen, „warum fangt Ihr in so später Stunde die Arbeit an? Was habt Ihr vor?" – „Weißt du denn, welche Stunde es ist?" fragte die Alte. „Noch nicht Mitternacht", antwortete das Mädchen, „aber schon elf Uhr vorbei." – „Denkst du nicht daran", fuhr die Alte fort, „daß du heute vor drei Jahren zu mir gekommen bist? Deine Zeit ist aus, wir können nicht länger beisammenbleiben." Das Mädchen erschrak und sagte: „Ach, liebe Mutter, wollt Ihr mich verstoßen? Wo soll ich hin? Ich habe keine Freunde und keine Heimat, wohin ich mich wenden kann. Ich habe alles getan, was Ihr verlangt habt, und Ihr seid immer zufrieden mit mir gewesen. Schickt mich nicht fort!" Die Alte wollte dem Mädchen nicht sagen, was ihm bevorstand. „Meines Bleibens ist nicht länger hier", sprach sie zu ihm, „wenn ich aber ausziehe, müssen Haus und Stube sauber sein; darum halt mich nicht auf in meiner Arbeit. Deinetwegen sei ohne Sorgen, du sollst ein Dach finden, unter dem du wohnen kannst. Und mit dem Lohn, den ich dir geben will, wirst du auch zufrieden sein." – „Aber sagt mir nur, was habt Ihr vor?" fragte das Mädchen weiter. „Ich sage dir nochmals, störe mich nicht in meiner Arbeit. Rede kein Wort weiter, geh in deine Kammer, nimm die Haut vom Gesicht und zieh das seidene Kleid an, das du trugst, als du zu mir kamst. Und dann harre in deiner Kammer, bis ich dich rufe."

Aber ich muß wieder von dem König und der Königin erzählen, die mit dem Grafen ausgezogen waren und die Alte in der Einöde aufsuchen wollten. Der Graf war nachts im Walde von ihnen abgekommen und mußte allein weitergehen. Am andern Tag kam ihm vor, als befände er sich auf dem rechten Weg. Er ging immerfort, bis die Dunkelheit einbrach. Da stieg er auf einen Baum und wollte übernachten; denn er war besorgt, er möchte sich verirren. Als der Mond die Gegend erhellte, erblickte er eine Gestalt, die den Berg herabwandelte. Sie hatte keine Rute in der Hand, aber er konnte doch sehen, daß es die Gänsehirtin war, die er früher bei dem Haus der Alten gesehen hatte. „Oho!" dachte er, „da kommt sie; und habe ich erst die eine Hexe, so soll mir die andere auch nicht entgehen!" Wie erstaunte er aber, als sie zum Brunnen trat, die Haut ablegte und sich wusch; als die goldenen Haare über sie herabfielen und sie so schön war, wie er noch niemand auf der Welt gesehen hatte. Kaum daß er zu atmen wagte. Aber er streckte den Hals zwischen dem Laub so weit vor, wie er nur konnte, und schaute sie mit unverwandten Blicken an. Ob er sich zu weit überbog oder was sonst schuld war, plötzlich krachte der Ast, und in demselben Augenblick schlüpfte das Mädchen in die Haut, sprang wie ein Reh davon, und da der Mond sich zugleich bedeckte, war sie seinen Blicken entzogen.

Kaum war sie verschwunden, stieg der Graf vom Baum herab und eilte ihr mit behenden Schritten nach. Er war noch nicht lange gegangen, sah er in der Dämmerung zwei Gestalten über die Wiese wandeln. Es waren der König und die Königin, die hatten aus der Ferne das Licht in dem Häuschen der Alten erblickt und waren draufzugegangen. Der Graf erzählte ihnen, was er für Wunderdinge beim Brunnen gesehen hatte, und sie zweifelten nicht, daß das ihre verlorene Tochter gewesen sei. Voll Freude gingen sie weiter und kamen bald bei dem Häuschen an. Die Gänse saßen ringsherum, hatten den Kopf in die Flügel gesteckt und schliefen. Sie schauten zum Fenster hinein. Da saß die Alte ganz still und spann, nickte mit dem Kopf und sah sich nicht um. Es war ganz sauber in der Stube, als wenn da die kleinen Nebelmännlein wohnten, die keinen Staub an den Füßen tragen. Ihre Tochter aber sahen sie nicht. Sie schauten das alles eine Zeitlang an, endlich faßten sie ein Herz und klopften leise ans Fenster. Die Alte schien sie erwartet zu haben, sie stand auf und rief ganz freundlich: „Nur herein, ich kenne euch schon!" Als sie in die Stube eingetreten waren, sprach die Alte: „Den weiten Weg hättet ihr euch sparen können, wenn ihr euer Kind, das so gut und liebreich ist, nicht vor drei Jahren ungerechterweise verstoßen hättet. Ihr hat's nichts geschadet, sie hat drei Jahre lang die Gänse hüten müssen. Sie hat nichts Böses dabei gelernt, sondern ihr reines Herz behalten. Ihr aber seid durch die Angst, in der ihr gelebt habt, hinlänglich gestraft." Dann trat sie vor die Kammer und rief: „Komm heraus, mein Töchterchen!" Da ging die Türe auf, und die Königstochter trat heraus mit ihrem seidenen Gewand, mit ihren goldenen Haaren und ihren leuchtenden Augen, und es war, als ob ein Engel vom Himmel käme.

Sie ging auf ihren Vater und ihre Mutter zu, fiel ihnen um den Hals und küßte sie; es war nicht anders, sie mußten alle vor Freude weinen. Der junge Graf stand neben ihnen, und als sie ihn erblickte, ward sie rot im Gesicht wie eine Moosrose; sie wußte selbst nicht warum. Der König sprach: „Liebes Kind, mein Königreich habe ich verschenkt, was soll ich dir geben?" – „Sie braucht nichts", sagte die Alte, „ich schenke ihr die Tränen, die sie um Euch geweint hat. Das sind lauter Perlen, schöner als sie im Meer gefunden werden, und sind mehr wert als Euer ganzes Königreich. Und zum Lohn für ihre Dienste gebe ich ihr mein Häuschen." Als die Alte das gesagt hatte, verschwand sie vor ihren Augen. Es knatterte ein wenig in den Wänden, und als sie sich umsahen, war das Häuschen in einen prächtigen Palast verwandelt; eine königliche Tafel war gedeckt, und die Bedienten liefen hin und her.

Die Geschichte geht noch weiter, aber meiner Großmutter, die sie mir erzählt hat, war das Gedächtnis schwach geworden; sie hatte das übrige vergessen. Ich glaube immer, die schöne Königstochter ist mit dem Grafen vermählt worden, und sie sind zusammen in dem Schloß geblieben und haben da in aller Glückseligkeit gelebt, solange Gott wollte. Ob die schneeweißen Gänse, die bei dem Häuschen gehütet wurden, lauter Mädchen waren (es braucht's niemand übelzunehmen), welche die Alte zu sich genommen hatte, und ob sie jetzt ihre menschliche Gestalt wiedererhielten und als Dienerinnen bei der jungen Königin blieben, das weiß ich nicht genau, aber ich vermute es doch. So viel ist gewiß, daß die Alte keine Hexe war, wie die Leute glaubten, sondern eine weise Frau, die es gut meinte. Wahrscheinlich ist sie es auch gewesen, die der Königstochter schon bei der Geburt die Gabe verliehen hat, Perlen zu weinen statt der Tränen. Heutzutage kommt das nicht mehr vor, sonst könnten die Armen bald reich werden.

Auswahlkriterien

Alter der
Kindergruppe

Die Wahl des Märchens ist von mehreren Faktoren abhängig:
Nicht jedes Märchen eignet sich für alle Altersstufen, auch die Länge und der Aufbau der Geschichte sind ausschlaggebend. Diese muß für das Kind, seinem Alter und seiner Reife entsprechend überschaubar und verständlich sein. Auch vorkommende böse Gestalten und Grausamkeiten sollten die Kinder schon verkraften können.

Die Gänsehirtin am Brunnen wurde deshalb gewählt, weil schreckliche Grausamkeiten wie Verzaubern, Auffressen o.ä. in der Geschichte ausbleiben. Die Länge des Märchens ist durchaus vertretbar, da die Geschichte vom Zuhörer auch in mehreren Abschnitten gehört und erlebt werden kann. Diese deutliche Gliederung erleichtert die Übersicht über das Geschehen.

Themenkomplex, Situation
im Kindergarten

Die Erzieherin kann das Märchen entsprechend der Jahreszeit oder ihrem Gesamtthema im Kindergarten auswählen. Inhalte, Symbolik und Aussage einer Geschichte sind dafür die Kriterien. Aber auch Ziele der Persönlichkeitserziehung oder Problemsituationen in der Gruppe oder bei einzelnen Kindern können Anlaß für eine bestimmte Wahl sein.

Möglichkeiten
für die
Rhythmik

Will die Erzieherin gezielt die Rhythmik bei der Bearbeitung des Märchens einsetzen, so muß sie den Text auf mögliche Teilthemen hin analysieren und Inhalte herausgreifen, die sich mit den Zielen der Rhythmischen Erziehung in Übereinstimmung bringen lassen und sich entsprechend der ganzheitlichen Förderung zusammen mit ausgewählten Materialien in Bewegung und Musik umsetzen lassen.

Bei der Bearbeitung des Märchens *Die Gänsehirtin am Brunnen* sind beispielsweise folgende Themen und Materialien denkbar:
– Edelsteine oder Glassteine, große Kieselsteine (leicht und schwer),
– Materialien aus der Umgebung des Märchens: feine Schafwolle, Federn, Seidentücher,
– Riese – Zwerg (groß – klein, stark – schwach),

- Wald (verschiedene Tiere, hell-dunkel, Raumhindernisse, sich einen Weg suchen, Rhythmik mit Stöckchen [13],
- Vertrauen haben (Führen und Folgen).

Vorbereitungen für das Erzählen und Spielen

Das Erzählen und Spielen des Märchens muß gut vorbereitet sein.
Die Erzieherin sollte den Text vorher mehrmals und vor allem laut lesen und sich die wörtlichen Reden auswendig einprägen. Vorteilhaft ist, den Gesamttext in einzelne Abschnitte einzuteilen. Die Pausen können später durch Musik und Saitenspiel gestaltet werden. Häufiges Lesen
Ist der Text zu lang oder zu verwirrend für Vorschulkinder, so sollte seine Auswahl noch einmal überprüft oder gegebenenfalls Teile des Textes gestrichen werden. Dabei darf das Märchen in seiner Gesamtaussage nicht beeinträchtigt werden.

Die Interpretation des Märchens und die Deutung der einzelnen Figuren erarbeiten die Erzieherinnen am besten im Team. Hier ein paar methodische Hinweise: Interpretation
- Jede Erzieherin schreibt für sich auf, was ihr persönlich zu den einzelnen Figuren und zum Märchen insgesamt einfällt, ihr Eindruck, ihre Gefühle, ihre Assoziationen.
- In der Gruppe werden die Figuren und ihre Aussagen diskutiert.
- In der Gruppe werden die einzelnen Abschnitte besprochen und die wesentlichen Eindrücke notiert.

Meine persönliche Interpretation: *Eine*
Die Gänsehirtin am Brunnen ist ein Märchen, in dem Trauriges und Leidvolles *persönliche*
geschieht, aber nichts Grausames. Manche Mühsal verwandelt sich: der Grafen- *Deutung*
sohn trägt das Bündel samt der Alten, Jüngling und Bündel kommen sich sehr nahe, sein Schicksal nimmt seinen Lauf. Geduldiges Tragen heißt im Fall des Jünglings: er muß sein Schicksal in Kauf nehmen, das Tragen ist für ihn heilsam.

---

[13] vgl. Susanne Peter-Führe, Rhythmik für alle Sinne, Freiburg 1994

Königin und König tragen drei Jahre lang Trauer, auch hier eine Heilwirkung, nämlich die des Bereuens. Die Prinzessin muß Gänse hüten, was ihr allerdings nicht schadet. Die Eltern erhalten ihre Tochter trotz des Verstoßes zurück, der Grafensohn erhält für seine Mühe bei der Alten nicht nur ein Geschenk, sondern auch noch eine wunderschöne junge Frau.

Die Alte ist die Kerngestalt des Märchens, mit ihr beginnt es, mit ihr schließt es, sie bildet den roten Faden in der Geschichte.

Sie wird wirklich zur Hexe, als sie sich mit auf das Bündel setzt, schnippisch redet, und mit Gerte und Brennesseln schlägt. Der anschließende Schlaf dient dem Mann als Erquickung.

Das Geschenk der Alten wird vom Grafensohn nicht geachtet, er schenkt es weiter, ohne zu ahnen, was daraus wird. Die Perle ist für die Königin eine Erkenntnisperle.

Es gibt Perlen statt Tränen: aus Trauer entsteht Freude und erwachsen Schätze.

Das Mädchen am Brunnen: Waschen und Reinigen ihrer natürlichen und der künstlichen Haut, später Reinigung auch von Haus, Hof und Stube. Reinigung erfolgt immer vor Veränderungen.

Die Alte wird am Ende immer geheimnisvoller, sie ist die Wissende im Lauf des Schicksals und wird zum Schluß zur weisen Frau.

Die Wahl des Materials

Für das Märchenspiel am Tisch wählt die Erzieherin entsprechendes Material aus:

– Tücher aus Samt, Baumwolle und Seide in den entsprechenden Farben zur Gestaltung des Szenenbildes,

– Rindenstücke, Holzklötze, Zapfen etc.,

– Requisiten, auf das Wesentliche beschränkt: ein Brunnen, ein Gras- oder Strohbündel, eine königliche Truhe, drei Gänse aus Schafwolle geformt;

– Die Puppen:

Hier kann man sich zwischen zwei Alternativen entscheiden: Stehpuppen aus Schafwolle mit schlichten Seidenumhängen haben den Vorteil, daß man sie während des Spielens nicht ständig halten muß. Einfache oder differenziertere Fadenmarionetten wirken durch ihre Bewegung der Arme und des Körper lebendiger. Beim Herstellen dieser Puppen könnte man die Kinder auch einbeziehen.

Das Erzählen und gleichzeitige Spielen des Märchens muß so lange geübt werden, bis sich die Erzieherin ganz sicher fühlt. Wenn sie den Text nicht ganz auswendig kann, so ist das nicht weiter tragisch. Sie kann durchaus Teile der Geschichte lesen, wenn sie dabei das Spielen nicht vergißt und nicht fest am Text „klebt". Als praktisch erwiesen hat sich ein Notenständer, auf den man den Text legen kann, da er seitlich des Tisches aufgestellt, die Kinder beim Zuschauen nicht behindert, aber doch guten Einblick in den Text ermöglicht.

Einüben des Märchen-Spiels

Wichtig ist, daß mit Ruhe erzählt und gespielt wird. Auch Vor-, Nach- und Zwischenspiele mit dem Saitenspiel gehören dazu und müssen ausgesucht, erfunden, vorbereitet, aber auch geübt werden.

Mit den Puppen sollte man nicht übermäßig herumgezappeln. Sie brauchen nur dann bewegt zu werden, wenn sie sprechen oder aktiv am Geschehen beteiligt sind. Wenige, kleine Bewegungen drücken mehr aus als hektisches Herumhantieren: die Puppe bewegt den Arm, neigt sich einer Person zu, geht in ruhigen „Schritten", wird mit sparsamen Bewegungen an die Seite oder hinter das Bühnenbild gesetzt.

Die Erzieherin muß den Ablauf der einzelnen Szenenbilder genau im Kopf haben. So kann das Spiel in Ruhe ablaufen.

Methodisches Vorgehen im Kindergarten

Bei der Bearbeitung des Märchens im Kindergarten empfiehlt sich folgender methodische Aufbau (Der Abdruck des Märchens ist in die entsprechenden Abschnitte gegliedert):

Abschnitt 1:
– Die Alte im Wald trifft auf den Grafensohn, legt ihm die Last auf, kommt mit ihm zum Haus, die Gänsehirtin taucht auf, er ruht sich aus und erhält seine Belohnung.

Erzählen des Märchens in drei bis vier Abschnitten

Abschnitt 2:
– Der Grafensohn irrt drei Tage, kommt zum königlichen Schloß, Kontakt mit der Königin, Verbindung zur Vorgeschichte der Gänsetrulle

Abschnitt 3:

– Die Alte im Haus am Abend, die Gänsehirtin geht zum Brunnen, verwandelt sich; wieder zu Hause, wundersames Säubern des Hauses, Verwandlung der Gänsetrulle

Abschnitt 4:

– König und Königin, Grafensohn auf dem Weg zum Haus, Zwischenerlebnis mit der Trulle und ihrer Verwandlung am Brunnen, König, Königin und Grafensohn im Haus der Alten, wundersame Auflösung der Geschichte

Einstimmung und Gliederung des Märchens durch Saitenspiel, Zupf-Gitarre oder Glockenspiel

Wiederholtes Erzählen des Märchens

Dazu wird ein Tisch gestaltet, der für die gesamte Zeit des Erzählens im Gruppenraum des Kindergartens stehenbleibt. Die Figuren werden nacheinander eingesetzt, d.h. jeden Tag kommen eine oder zwei Puppen aus der Handlung dazu. Dabei wird das Märchen jedes Mal wieder erzählt.

In der vielfältigen Wiederholung lernen die Kinder die Geschichte in all ihren Einzelheiten immer besser kennen. Dadurch werden sie mehr und mehr offen für Hintergründe, Symbolik und Aussagen des Märchens, ohne daß die Erzieherin dies formulieren muß. Die Kinder prägen sich einzelne Sätze, wörtliche Reden und Begriffe ein und können nach und nach Teile des Märchens mitsprechen.

Wiederholt Saitenspielmusik zwischen den großen Abschnitten, am Anfang und Ende der Geschichte.

Spielen des Märchens

Zunächst führt die Erzieherin die Stehfiguren oder Fadenpuppen und begleitet mit textgetreuen und eigenen Worten.

Kinder übernehmen nach und nach die Rollen der Akteure und ihre Texte. Die Erzieherin hat die Funktion der Erzählerin und bereitet das Sprechen der Kinder vor, z.B.: „Und die Alte sprach zum Grafensohn:" ... Hier setzt das Kind in den Worten des Märchens oder mit seinen eigenen Worten ein.

Das Spielen des Märchens wird von den Kindern nach und nach in Teilen auch im Freispiel durchgeführt, das ist die freie Form. Hat aber die Erzieherin nahezu täglich die Erzählerfunktion, bleibt die Geschichte in ihrem vorgegeben Rahmen. Die Rollen können getauscht werden, ohne daß dies der Übung schadet. Auch das Musizieren kann von den Kindern mit der Zeit übernommen werden.

Im Gruppenraum werden die Szenenbilder aus dem Märchen festgelegt und mit einfachen Mitteln ausgestaltet:

– Wald,
– Haus der Alten,
– am Brunnen im Wiesental,
– im Königsschloß.

Die Kinder spielen das Märchen selbst, sie verkörpern das Erlebte des Märchens. Ihre Garderobe besteht aus ganz einfachen Tüchern, Umhängen, Requisiten. Jedes Zuviel lenkt das Kind vom eigentlichen Geschehen ab. Die Erzieherin behält in ihrer Erzählerrolle die Führung des Spiels.

Die Kinder können auch das Saitenspiel übernehmen.

Zusätzlich können die Kinder das Märchen im Gestalten und Werken umsetzen:

– Malen einzelner Szenen, Figuren,
– Collagenbilder mit verschiedenen Materialien,
– Märchenwollbilder auf Filz,
– einfache Fadenmarionetten aus Tüchern (40 mal 40 cm) oder Taschentüchern mit einem Schafwollkörper (Das können auch schon jüngere Kindergartenkinder!),
– freies Ausgestalten der Figuren durch die Kinder nach ihren Eindrücken Märchen,
– einfaches Schattenspiel statt Fadenmarionetten,
– jedes Kind gestaltet in gemalten Bildern oder in Collagen ein eigenes Bilderbuch mit Szenen des Märchens, gebunden in Karton.

Märchenspiel mit lebenden Figuren

Umsetzung im Gestalten und Werken

87

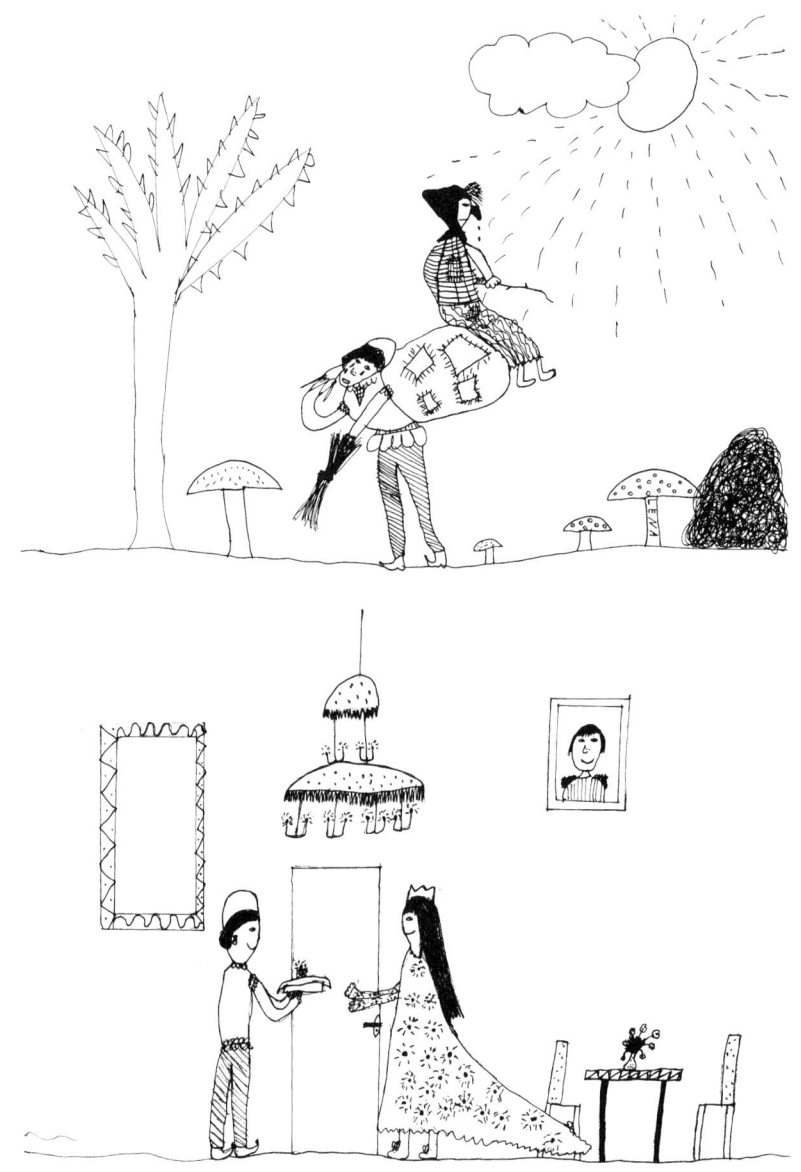

Märchenszenen
zu Bildern
verarbeiten

Rhythmik aus dem Märchen

„Märchensteine"

Märchensteine sind in diesem Fall einfache Glassteine in verschiedenen Farben und fünfeckiger Form. Man kann aber auch glattgeschliffene Halbedelsteine oder Edelsteine in verschiedenen Formen verwenden.

● Alle Märchensteine liegen auf einem Tablett, durch ein Samt- oder Seidentuch ansprechend zur Geltung gebracht. Die Kinder sitzen im Kreis am Boden und betrachten die funkelnden Steine.
Wir beschreiben, was wir sehen. Wenn wir die Steine aus einer anderen Perspektive sehen wollen, so drehen wir das Tablett ein Stück, bewegen uns zur Musik im Raum (laufen, gehen, schleichen), kehren zurück und betrachten die Steine wieder. Jetzt können wir vergleichen.
Die Bewegungsphase kann noch einmal wiederholt werden.
Ein Kind nach dem anderen nimmt sich einen Stein und „schenkt" ihn einem anderen Kind. Es müssen genügend Steine vorhanden sein, damit auch das letzte Kind auswählen kann.

Austeilen der Steine

● Die Kinder tragen ihren Stein auf verschiedene Weise zur Musik durch den Raum. Sie können ihn tragen wie einen Schatz, ihn auf den Handrücken oder die Fingerspitzen legen oder noch andere Lösungen suchen.
Das Tempo darf nicht zu schnell gewählt werden, da die Kinder von ihrem Stein sehr fasziniert sind und dabei Raumorientierung und Überblick leicht verlieren. Wenn die Kinder sich später sicherer fühlen, kann man gezielt die Aufgabe stellen: „Kannst du auch laufen oder hüpfen, ohne daß der Stein herunterfällt?"

Bewegung zur Musik

● Die Kinder legen ihren Stein auf die Handinnenfläche. Der Stein hat Kanten, die in verschiedene Raumrichtungen zeigen. Die Erzieherin spielt ein langsames Gehtempo. Die Kinder wählen nun ihren Weg so, wie der Stein ihn weist.

Der Stein weist den Weg

89

Voraussetzung für diese Aufgabe ist das Erleben der Kanten. Die Kinder betrachten ihren Stein und befühlen mit dem Finger seine Kanten. Sie erleben, daß der Stein längere und kürzere Kanten hat, also können sie nachher auch längere oder kürzere Wege gehen.

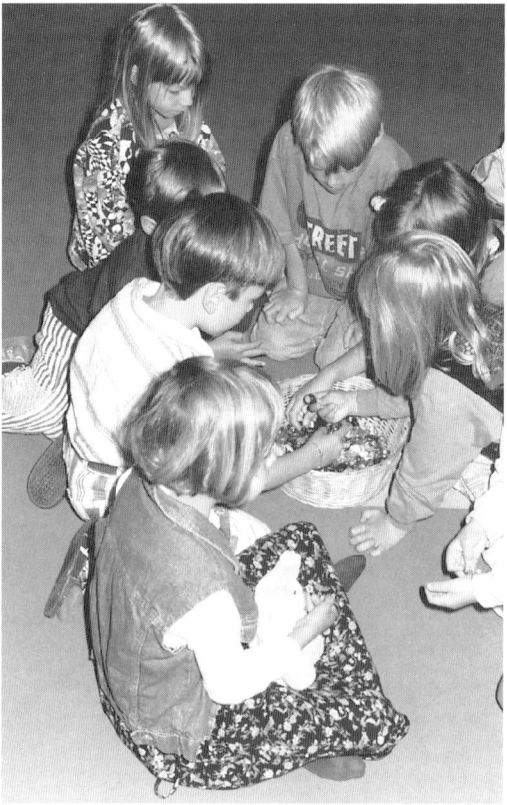

Die funkelnden
Steine befühlen

Wahrnehmen des Steins

◉ Wir sitzen am Boden und entdecken den Stein auf verschiedene Weise:
– ist er jetzt nach dem Tragen warm oder kühl, wie spüre ich ihn in der Hand, auf dem Arm, im Gesicht, an anderen Stellen des Körpers?
– Was fühle ich mit offenen und was mit geschlossenen Augen, wenn der Stein auf meiner Stirn liegt?

- Wie ist sein Aussehen: die Durchsichtigkeit, Farbigkeit, Struktur, Oberfläche, Kanten, die Form?
- Die Kinder fahren die Kanten mit dem Finger nach, zunächst mit offenen, später, um die Eindrücke intensivieren, mit geschlossenen Augen.
- Die Kinder legen sich auf den Rücken und ihren Stein auf den Bauch: Kann ich ihn noch spüren, wo kann ich ihn besser spüren, bewegt sich der Stein mit der Atmung?

Es ist wichtig, daß die Kinder selbst und mit eigenen Worten beschreiben, was sie für bemerkenswert halten, sehen und entdecken.

Diese ruhige Phase, intensiver Wahrnehmungen muß durch Bewegungsphasen mit dem oder um den Stein aufgelockert werden.
Die Kinder können dabei den Stein am Boden liegen lassen und sich so umsichtig im Raum bewegen, daß sie keinen Stein berühren und ihren eigenen am Ende der Musikphase wiederfinden.
Die Ergänzung der Sinnesschulung durch Bewegungsimpulse fördert die Kinder in ihrer Konzentrationsfähigkeit, da sie ihre Anspannung durch die Bewegung verlieren, Ausgleich haben und wieder aufnahmefähig werden.
Die Lust, den Stein erneut zu betrachten, ist wieder da!

Bewegungs-impulse als Ergänzung

Die Kinder bewegen sich in verschiedenen Tempi zur Musik durch den Raum. Ist die Musik zu Ende, wenden sie sich

Partnerspiel

- dem nächststehenden Kind zu oder
- suchen sich einen Partner oder
- suchen einen gleichfarbigen Stein.

Treffen sich die Steine, so können sie sich aneinander „schmiegen", aneinanderklopfen oder -reiben, schnell, langsam, laut oder leise.

91

Märchenwolle

Als Märchenwolle wird gefärbte Schafwolle bezeichnet, die man in Naturspielzeugläden und bei Schäfereibetrieben beziehen kann. Es ist ein sehr leichtes für die Kinder reizvolles, Material, das sich auch gut zum Gestalten eignet.

Austeilen der Märchenwolle

Die Kinder sitzen mit geschlossenen Augen und halten der Erzieherin die hohle Hand hin. Diese legt nun eine kleine Menge auseinandergezupfte Wolle in die Hand des Kindes: „Was spürst du nun in der Hand? Sage nicht, *was* es ist, sondern *wie* es ist!"

Die Wolle spüren, hören und riechen

Die Kinder beschreiben nun mit ihren Worten die Eigenschaften der Schafwolle, die sie *spüren*, *hören* und später auch *sehen* können:
– sie ist leicht und kuschelig, vielleicht auch ein bißchen kitzelig,
– sie ist warm in der Hand, ich kann die Wärme spüren,
– ich spüre sie an anderen Körperstellen anders, z.B. im Gesicht, am Hals, am Arm, am Bein;
– wenn ich reibe, spüre ich die einzelnen Fasern, es fühlt sich rauher an;
– drücke ich die Wolle vorsichtig in der Hand zusammen, erscheint sie doch auch fest;
– das Reiben kann ich hören, besonders ganz dicht am Ohr;
– ich rieche noch ein bißchen das Schaf, vielleicht auch ein wenig die Farbe.

Farbigkeit und Struktur der Wolle betrachten

Wenn die Kinder die Augen öffnen, so *sehen* sie als erstes die Farbigkeit ihrer Wolle. Die Farbe wird dunkler, je dichter die Wollfasern aufeinanderliegen. Wickle ich die Wolle dicht zusammen, wirkt sie intensiver in ihrer Farbe. Zupfe ich sie auseinander, wird sie heller. An sehr lichten Stellen kann ich einzelne Fasern erkennen. Ziehe ich an einer Faser, so erstaunt mich die Länge des Fadens. Er ist nicht glatt sondern gelockt.

Halten wir die Wolle gegen das Licht, so erscheint ein filigranes Netzwerk von Fasern, von vielen, vielen Locken.

Ziehen wir die Wolle ganz vorsichtig auseinander, richten sich die Fasern in die gleiche Richtung aus.

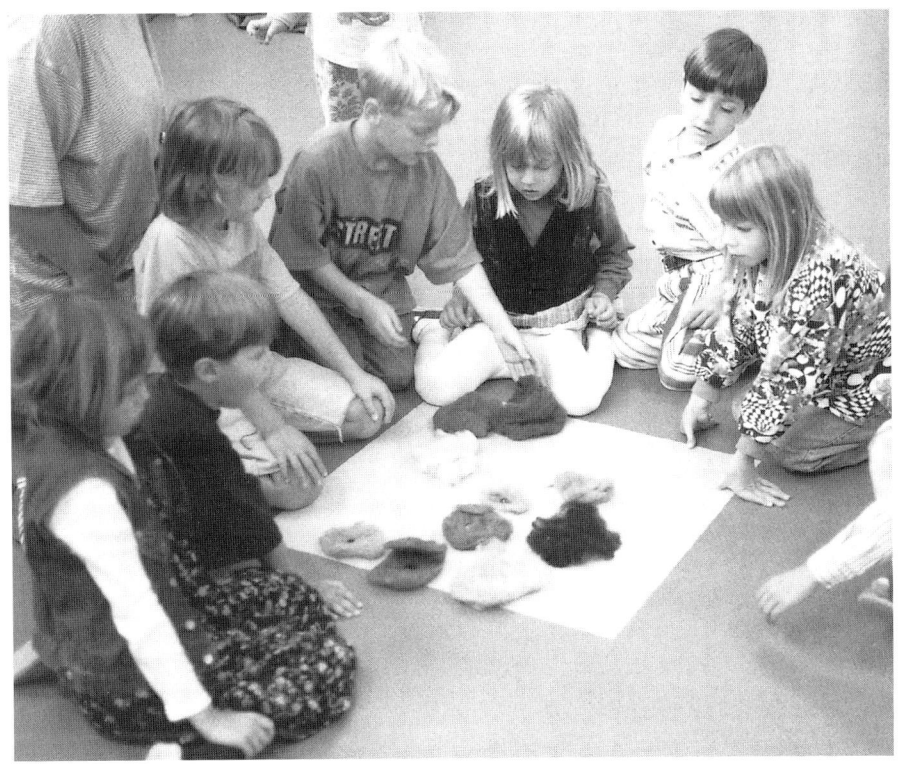

Diese Eigenschaften sollen die Kinder im Laufe der Zeit mit ihren eigenen Worten nach dem Prinzip Erleben – Erkennen – Benennen beschreiben.

Diese Wahrnehmungsphasen sind grundsätzlich durch Bewegungseinheiten zu ergänzen. In einer entspannten Atmosphäre und mit einem gelockerten Körper können die Kinder intensiver entdecken und sich leichter äußern.

● Die Erzieherin spielt Musik in verschiedenen Tempi. Die Kinder tragen ihre Märchenwolle auf der Hand durch den Raum (auf Beidseitigkeit achten!). Beim Ende der Musik legen die Kinder die Wolle an eine andere Stelle der Hand, dann suchen sie noch eine weitere Stelle auf der gleichen Hand. Mehr-

Bewegung mit der Märchenwolle

93

mals motiviert, finden die Kinder sehr differenzierte Lösungen.

Später kann die Wolle auf weitere Körperteile wie Schulter, Arm, Kopf, Fuß oder Rücken gelegt werden. Recht schnell entdecken die Kinder selbst (wenn man ihnen die Erkenntnis nicht vorweg nimmt!), daß die Schafwolle auf der rauhen Kleidung haften bleibt. So können sie sich mit der Wolle bewegen, ohne sie festzuhalten. Jetzt kann die Erzieherin auch schnellere Bewegungstempi wählen.

Ein Nest aus Wolle formen
Die Kinder formen aus ihrer Wolle ein kleines Nest, suchen sich dafür einen Platz im Raum, so daß sie sich darum herumbewegen können.

Die Erzieherin spielt verschiedene Tempi, die Kinder bewegen sich um die Nester und kehren beim Ende der Musik zurück.

Sie können in ihrer Vorstellung auch als Vögel herumfliegen und sich anschließend in ihre Nester kuscheln, mit dem Gesicht drauflegen, sich drumherumlegen, draufsetzen, drauflegen, das Nest auf ihren Bauch legen und beobachten.

Die Kinder können mit ihrer Wolle aber auch frei formen, beim Herumgehen zur Musik die Lösungen der anderen betrachten. Wiederholungen bringen Sicherheit, Differenzierung, Vertiefung, und neue Kreativität. Die Bewegungsphase dient der Lockerung.

Experimentier-phase
Die Kinder entdecken meist sofort, daß man die Schafwolle, weil sie leicht ist, durch Blasen bewegen kann. So probieren sie die Wirkung unterschiedlich starker Luft. Man kann die Märchenwolle am Boden entlangblasen, aber auch von der Hand in den Raum nach vorne und nach oben.

Zu lange sollten die Kinder nicht blasen, damit ihnen nicht übel wird.

Die Kinder erhalten jeweils einen kleinen Fächer, mit dem sie nun die Schafwolle fortbewegen können.

Als Bewegungseinheit kann die Erzieherin das Tragen der Wolle auf dem Fächer dazwischenschieben.

Abschluß-gestaltung
Die Kinder kommen mit ihren Wollnestern in die Mitte des Raumes. Dort sitzt die Erzieherin oder ein Kind mit geschlossenen Augen und hält beide Hände auf. Die Kinder legen nacheinander ihre Nester aufeinander in die Hände.

94

Mit allen Wollteilen in ihren verschiedenartigen Formen gestalten die Kinder auf einem Filztuch zum Abschluß ein Bild.

Hat die Erzieherin zum wiederholten Male mit der Schafwolle gearbeitet, kann sie die Spielstunde auch teilen, indem sie den Kindern nach dem ersten Drittel einen Märchenstein in ihre Wollnester legt und sie beides zur Musik tragen läßt. Sie kann Schafwolle (flauschig, faserig, weich) mit dem Märchenstein vergleichen lassen (glatt, kantig oder rund, durchsichtig oder farbig dicht, nicht formbar).

Schafwolle und Märchensteine kombinieren

Der Märchenstein könnte im Verlauf der weiteren Rhythmikstunde immer wieder seinen Platz auf dem Wollnest finden.
Für die Weiterarbeit mit dem Märchenstein finden sich im vorangegangenen Kapitel zahlreiche Vorschläge.

Seidentücher

Die Kinder bewegen sich zur Musik der Erzieherin in verschiedenen Tempi im Raum. Am Ende dieser Phase wählt die Erzieherin eine schnelle oder stark dynamische Bewegungsart wie z.B. Hüpfen oder Stampfen. Wenn die Kinder anschließend so richtig „außer Atem" sind, setzen sie sich auf den Boden, legen den Kopf zwischen die Knie und schließen die Augen. Sie beobachten, wie ihr Atem allmählich zur Ruhe kommt.

Austeilen der Tücher

Hier kann die Erzieherin an die Situation im Märchen erinnern, als der Grafensohn erschöpft mit dem Bündel und der Alten auf dem Rücken vor deren Haus ankommt und sich auf der Bank ausruhen muß.

Die Erzieherin weist die Kinder darauf hin, daß sie ihnen nun nacheinander ein Tuch über den Kopf legen wird. Sie bittet darum, die Augen weiterhin geschlossen zu halten.

Die Sinne *sensibilisieren*	Mögliche Impulse der Erzieherin: – Kannst du das Tuch auf dem Kopf, im Gesicht, am Hals spüren? – Ist es unter dem Tuch warm oder kühl? – Wenn deine Hände fühlen, was können sie spüren? – Kannst du Geräusche wahrnehmen? – Kannst du dir eine Farbe deines Tuches denken? Ist sie dunkel oder hell? Kannst du Farbe spüren?[14] – Beschreibe, was du entdeckt hast!
Bewegung zur **Musik**	Um die Seidentücher zur Musik zu bewegen zu lassen, eignet sich besonders gut der Titel *Peru, Peru* aus der CD *Land of Enchantment* von C.H. Deuter. Die Musik setzt ein beim rhythmischen Teil des Stückes, der nach 2 min 10' beginnt. Die Kinder können ihre Tücher im Raum frei zur Musik schwingen und tanzen lassen.
Bewegungsfluß *und Farbenspiel*	Mögliche Impulse zur Differenzierung: – das Tuch mit einer oder mit beiden Händen fassen und zur Musik bewegen, – das Tuch vor, neben, über, unter oder um sich herum bewegen, – das Tuch in seiner fließenden Bewegung beobachten, – das Tuch in seinem Farbenspiel Licht und Schatten beobachten, – das Tuch in seiner Eigenaktivität beobachten.
Erwachen und *lebendig werden*	Die Erzieherin läßt die Kinder zum Beschreiben ihrer Beobachtungen auf dem Boden sitzen. Bewegung und Ruhe wechseln sich ab.
	Sie regt an, das Tuch noch einmal über den Kopf zu legen. Die Kinder hören nun die Musik von Deuter ganz, das heißt zusammen mit dem ersten Teil. Dieser suggeriert die Vorstellung von Erwachen und Lebendig Werden und geht schließlich in den bekannten, rhythmischen Teil des Tanzes über. Die Kinder können diese Aufwachphase nach ihrer Vorstellung gestalten, ob am Boden, im Sitzen oder im Stehen. Vielleicht kann ihnen die Erinnerung an das eigene Aufstehen am Morgen helfen.

---

[14] vgl. Sabine Hoffmann Muischneek, Wie tönt Grün?, Liestal 1989, S. 5

Um im Spiel von Musik, Bewegung und Tüchern sicher zu werden, sind Wiederholungen wichtig. Die Erzieherin wird in diesem Fall den rhythmischen Teil der Musik kürzen.

- Nach wiederholten Bewegungsphasen zur Musik schließt sich eine Ruhephase an. Nun decken sich die Kinder am Boden ganz oder teilweise mit ihrem Tuch zu. Es ist still.
  Impulse der Erzieherin:
  – Kannst du unter dem Tuch noch etwas hören?
  – Was kannst du hören? Sammle die Eindrücke, so wie *Frederick* im Bilderbuch Farben und Wörter gesammelt hat! Oder erinnere dich an den Grafensohn auf der Bank vor dem Haus der Alten. Was hat er gehört, was hörst du?
  Die Kinder hören und anschließend besprechen wir das Gehörte miteinander.

Ruhen und Hören

- Zum Abschluß tanzen die Tücher zur Musik wie Schmetterlinge auf der Blumenwiese vor dem Haus der Alten im Märchen.
  Die Erzieherin kann zuvor mit den Kindern aus Chiffontüchern Blumen gestalten[15]

Tanz der Schmetterlinge

- Die Kinder verteilen die „Blumen" wie auf einer Wiese im Raum. Die Seidentücher verwandeln sich in Schmetterlinge und fliegen zur Musik um die Blumen herum.
  Musikvorschläge von CD:
  – C.H. Deuter, *Peru, Peru (Land of Enchantment)*
  – Frédéric Chopin, Walzer für Klavier, Op. 69 No. 2, in h-moll, 3'22"
  Zu diesem „Tanz der Schmetterlinge" kann die Erzieherin auch selbst auf der Flöte, dem Saiten- oder Glockenspiel musizieren. Geeignet ist hier eine schwingende Melodie im 6/8-Takt, wie etwa das folgende Notenbeispiel.

---

[15] vgl. Blumenspiel mit Chiffontüchern, in Waltraud Herdtweck, Rhythmik, München 1994, S. 72

Melodie und Lauftempo im 6/8-Takt

Melodie: Waltraud Herdtweck

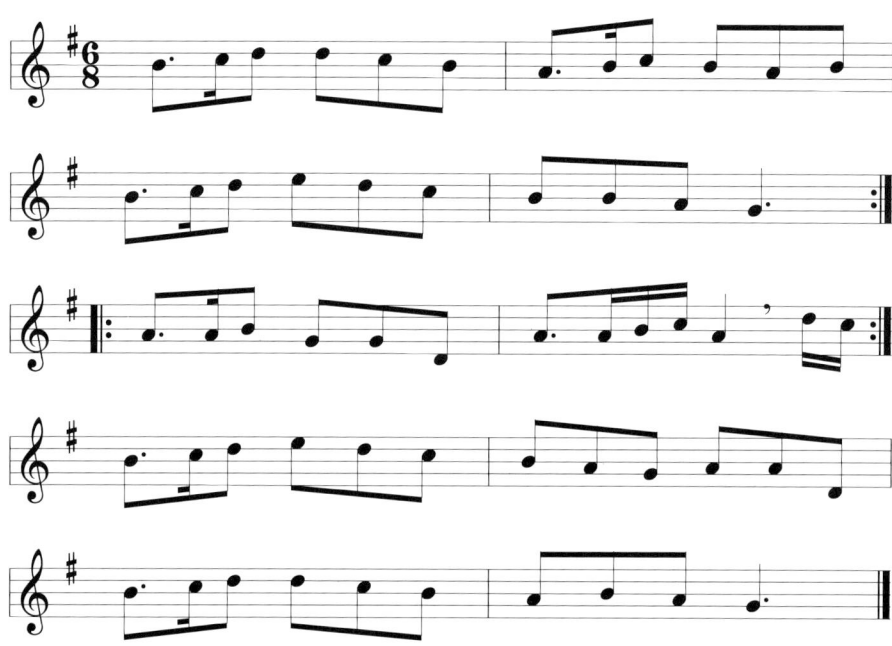

Abschlußtanz Zur Klaviermusik von Frederic Chopin tanzen die Kinder im großen Kreis. Der 3/4-Takt des Walzers kann von den Kindern als Laufschritt aufgenommen werden. Die Impulse, gemeinsam in die Kreismitte zu tanzen oder sich auf der Kreisbahn zu drehen, kommen von der Erzieherin, später nach vielen Wiederholungen auch von den Kindern. Aus dieser freien Form des Tanzes kann im weiteren Verlauf nach Absprache mit den Kindern eine gebundene Form entstehen.

Literaturverzeichnis

Ingeborg Becker-Textor, Schwierige Kinder gibt es nicht – oder doch?, Herder, Freiburg 1990

Bruno Bettelheim, Kinder brauchen Märchen, dtv, München 1980

Gertrud Bünner / Peter Röthig (Hrsg.), Grundlagen und Methoden Rhythmischer Erziehung, Klett, Stuttgart 1971

Helga Edleditsch, Entdeckungsreise Rhythmik. Grundlagen, Modelle und Übungen für Ausbildung und Praxis, Don Bosco, München 1998

Waltraud Herdtweck, Rhythmik, Don Bosco, München 1994

Helga Hoff, Märchen erzählen und Märchen spielen, Herder, Freiburg 1991

Sabine Hoffmann Muischneek, Wie tönt Grün?, Verlag des Schweizerischen Vereins für Handarbeit und Schulreform, Liestal 1989

Sabine Hoffmann Muischneek, Rhythmik – ein pädagogisches Arbeitsprinzip, in *kindergarten heute*, Heft 3/1994

Sabine Hoffmann Muischneek, Vom Spiel mit Steinen (Rhythmik 3), in *kindergarten heute*, Heft 7–8/1994

Sabine Hoffmann Muischneek, Soziale Erfahrungen (Rhythmik 5), in *kindergarten heute*, Heft 1/1995

Renee Holler, Murmeln, Hugendubel, München 1986

Rudolf Geiger, Märchenkunde, Urachhaus, Stuttgart 1991

Josef Guggenmos, Was denkt die Maus am Donnerstag?, Georg Bitter Verlag, Recklinghausen 1985[10]

Freya Jaffke, Puppenspiel, Verlag Freies Geistesleben, Stuttgart 1981

Freya Jaffke, Spielzeug – von Eltern selbst gemacht, Verlag Freies Geistesleben, Stuttgart 1982

Renate Klöppel / Sabine Vliex, Helfen durch Rhythmik, Herder, Freiburg 1992

Rudolf Meyer, Die Weisheit der deutschen Volksmärchen, Verlag der Christengemeinschaft, Stuttgart 1935

Cordula und Reinhold Pertler, Kinder erleben Märchen, Don Bosco, München 1995

Susanne Peter-Führe, Rhythmik für alle Sinne, Herder, Freiburg 1994

Lotte Schenk-Danzinger, Entwicklungspsychologie, Österreicher Bundesverlag, Wien 1991[21]

Ingeborg Pils / Alfons Schuller, Steinespiele, Hugendubel, München 1987

Alexander Sagi, Verhaltensauffällige Kinder im Kindergarten, Herder, Freiburg 1992

Eleonore Witoszynskyj / Gertrude Schindler / Margit Schneider, Erziehung durch Musik und Bewegung, Österreichischer Bundesverlag, Wien 1989

Kinder ganzheitlich fördern ...

... durch Bewegung und Musik

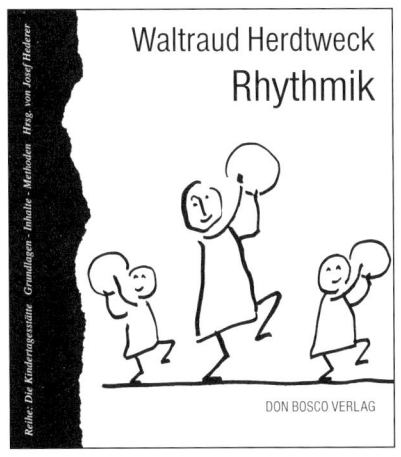

Waltraud Herdtweck
Rhythmik
Reihe: Die Kindertagesstätte
        Grundlagen – Inhalte – Methoden

Dieses Standardwerk der Rhythmischen Erziehung bietet Erzieherinnen mit seinen methodisch und didaktisch aufbereiteten Spiel- und Themeneinheiten vielfältige Anregungen zur ganzheitlichen Förderung von Kindern.

83 Seiten, zahlreiche Fotos, kartoniert, ISBN 3-7698-0750-2

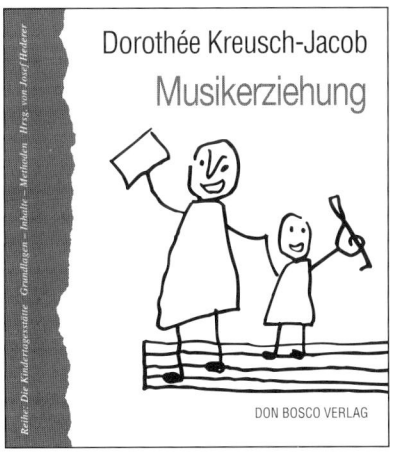

Dorothée Kreusch-Jacob
Musikerziehung
Reihe: Die Kindertagesstätte
        Grundlagen – Inhalte – Methoden

Ein faszinierendes musikalisches Handbuch für die Praxis. Zahlreiche Anregungen, Spielideen, Texte und Lieder machen Erzieherinnen und Lehrkräften Mut, Musik in vielfältiger Weise in den Alltag mit Kindern hineinzunehmen: Sprechen und Singen – Musik hören – Instrumente kennenlernen – Bewegung und Tanz.

156 Seiten, zahlreiche Abbildungen und Noten, kartoniert, ISBN 3-7698-0763-4

... und mit allen Sinnen

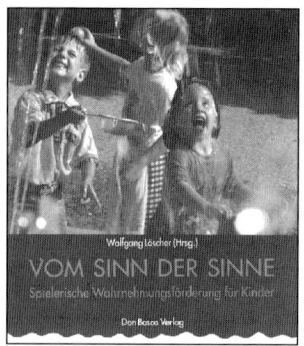

Wolfgang Löscher
Vom Sinn der Sinne
Spielerische Wahrnehmungsförderung für Kinder

Modelle zum spielerischen Umgang mit den Sinnen und in der Praxis erprobte Aktionen zur Wahrnehmungsförderung machen dieses Buch zu einer wahren Fundgrube für eine „Sinn-volle" Frühpädagogik.

156 Seiten, zahlreiche Fotos, kartoniert, ISBN 3-7698-0753-7

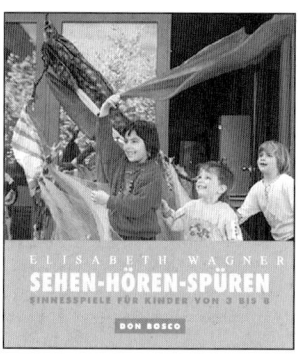

Elisabeth Wagner
Sehen – hören – spüren
Sinnesspiele für Kinder von 3–8

Die Ideen und Spiele in diesem Buch regen die Sinne der Kinder an, wecken Neugierde und Experimentierfreude und ermutigen zum selbständigen Denken und sensiblen Fühlen.

80 Seiten, illustriert, kartoniert, ISBN 3-7698-0622-0

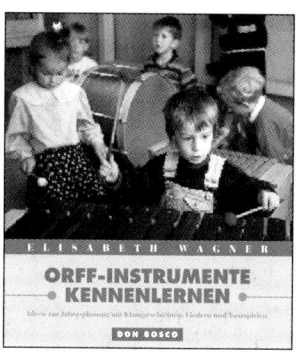

Elisabeth Wagner
Orff-Instrumente kennenlernen
Ideen zur Jahresplanung mit Klanggeschichten, Liedern und Tanzspielen

Eine praxisgerechte Hilfe für den kindgemäßen Einstieg in das Orff-Instrumentarium, die Erzieherinnen und Lehrkräfte dabei unterstützt, Kinder zu freiem und ungehemmten Umgang mit den Instrumenten zu führen.

72 Seiten, illustriert, kartoniert, ISBN 3-7698-0819-3